# 看護におけるcommunionの構造化

山下 裕紀 著

風間書房

## 刊行に寄せて

　山下氏がcommunion（交感）という概念を用いた修士論文を持って私の研究室を訪れたのは10年前になるだろうか．「この概念（communion（交感））で看護学の博士論文に取り組みたいが，それは可能でしょうか？」というものだった．その時この概念を紹介された際，これは，看護実践のある現象，これまで異なる用語でしか表現しきれなかった不透明な現象を，くっきりと浮かび上がらせることができると思った．当時，communion（交感）で説明できる不透明な現象として思い浮かんだものは，シュヴィング氏が著した『精神病者の魂への道（みすず書房，1966年）』に記述された現象であった．それは，シュヴィング氏の精神病者との意味深い人間相互の接触が確立され得ることを示した，革命的ともいえる人間的接近であった．

　その現象を一部引用する．「私は彼女の方に歩み寄り，このぞっとする光景をひと眼で見てとった．それから私はその格子をあけてあげ，彼女がいちばんして欲しかったことはいったい何なのでしょうと尋ねた．あばれ猛っていた病人はびっくりしてじっと私を見つめた．完全な変化をもたらすには二秒あれば十分であった．」このように，看護実践には十分に言葉で説明しきれない現象が確かに存在する．この現象は，現在重要視されているケアリングに内包されるものとして位置づけられると考えられる．このように，私にとってこのcommunion（交感）という概念は，熟練看護師にみられる，時間を超えた関係性の構築と理解できた．ところが，山下氏はこの現象を看護学生と患者の間に生じる現象から読み取ったのである．熟練者に限らず可能となる人間的接近として．

　本書では，脳卒中失語症患者と看護師とのあいだにあるcommunion（交感）の構造図を導いた．それはあたかも瞬時の映像をコマ撮りにして複数の

画像にしたかのように表されている．故に，初心者でもわかりやすくこの現象を捉えることができる．ここに示されている人間的接近は，看護師と患者の関係性構築の態度であり，技術化することが可能であることも示唆している．

　本書を皮切りに山下氏は，生涯にわたってcommunion（交感）という概念と向き合い，看護学研究者として教育者として，その意義を追究していくことになるであろう．その将来に期待が膨らむ．

千葉大学大学院看護学研究科教授

正木　治恵

# 目　　次

刊行に寄せて（正木　治恵）

序章 …………………………………………………………………………… 1
　Ⅰ　はじめに ……………………………………………………………… 1
　Ⅱ　研究の背景 …………………………………………………………… 4
　　1　脳卒中・脳卒中失語症患者の苦悩 ………………………………… 4
　　2　脳卒中患者への看護 ………………………………………………… 6
　　3　communion に着目する意義 ……………………………………… 11
　Ⅲ　研究目的 ……………………………………………………………… 12
　Ⅳ　本研究に適した研究方法の検討 …………………………………… 13
　Ⅴ　研究の意義 …………………………………………………………… 14

第 1 章　communion の理論的な相 …………………………………… 17
　Ⅰ　目的 …………………………………………………………………… 17
　Ⅱ　方法 …………………………………………………………………… 17
　Ⅲ　結果 …………………………………………………………………… 17
　　1　communion に関する文献概観 …………………………………… 17
　　2　communion に関する主要文献の検討 …………………………… 18
　　3　communion の類似概念と関連する文献の検討 ………………… 23
　Ⅳ　最初の概念定義と仮構造 …………………………………………… 30
　　1　脳卒中失語症患者 …………………………………………………… 30
　　2　共感 …………………………………………………………………… 31
　　3　同感 …………………………………………………………………… 31
　　4　communion（交感） ……………………………………………… 32

5　看護の機能……………………………………………………… 33
　　　6　援助ニード……………………………………………………… 34
　　　7　看護のプロセス………………………………………………… 34
　　　8　communion（交感）の仮構造………………………………… 34

第2章　communion のフィールドワークの相………………………… 37
　Ⅰ　目的………………………………………………………………… 37
　Ⅱ　方法………………………………………………………………… 37
　　　1　データ収集場所………………………………………………… 37
　　　2　研究参加者……………………………………………………… 37
　　　3　データ収集方法………………………………………………… 38
　Ⅲ　倫理的配慮………………………………………………………… 44
　　　1　自己決定の権利の保障………………………………………… 45
　　　2　不利益を受けない権利の保障………………………………… 47
　　　3　研究目的，および研究結果を知る権利の保障……………… 49
　　　4　個人情報や個人の機密を保持する権利の保障……………… 50
　Ⅳ　分析方法…………………………………………………………… 51
　　　1　観察場面の選択………………………………………………… 51
　　　2　観察場面の記述解釈…………………………………………… 52
　　　3　ａフィールドワークの分析方法……………………………… 52
　　　4　ｂグループインタビューの分析方法………………………… 54
　Ⅴ　結果………………………………………………………………… 54
　　　1　研究参加患者と研究参加看護師の概要……………………… 54
　　　2　ａフィールドワークの結果…………………………………… 55
　　　3　ｂグループインタビューの結果………………………………103

第3章　communion の分析的な相……………………………………105
　Ⅰ　目的…………………………………………………………………105
　Ⅱ　分析方法……………………………………………………………105
　Ⅲ　結果…………………………………………………………………107

1　communion の成立例における「脳卒中失語症患者と看護師とのあいだにある"communion のパタン図"と"患者―看護師の身体におけるやりとり"」……………………………………………………………………107
　2　communion の不成立例における「脳卒中失語症患者と看護師とのあいだにある"communion のパタン図"と"患者―看護師の身体におけるやりとり"」……………………………………………………………………118
　3　脳卒中失語症患者と看護師とのあいだにある communion のパタン図と患者―看護師の身体パタン………………………………………………120
　4　脳卒中失語症患者と看護師とのあいだにある communion（交感）の構造……………………………………………………………………………129

第 4 章　考察……………………………………………………………………133
　Ⅰ　脳卒中失語症患者と看護師とのあいだにある communion …………133
　　1　communion に着目して脳卒中失語症患者への看護現象を記述すること…133
　　2　日本の日常的な看護現象について communion を用いて記述すること……134
　　3　高度な看護実践における型を communion から導くこと……………138
　　4　communion にある看護のプロセスを明確化すること………………140
　Ⅱ　本研究の意義と限界……………………………………………………142
　　1　本研究の看護実践における意義………………………………………142
　　2　本研究の看護学における意義…………………………………………142
　　3　本研究の限界と課題……………………………………………………144

第 5 章　結論……………………………………………………………………145

引用文献…………………………………………………………………………149
謝辞………………………………………………………………………………155

# 序章

## I　はじめに

　著者はこれまで，脳卒中患者とそのご家族やケアに携わる看護師，看護学生と接する機会に恵まれた．脳卒中患者の多くは，身体機能に留まらず，生活のパターン，他者とのつながり，過去の意味，未来の展望，自信を含む喪失，それらに加え，痛みや思うままにできない不自由から自分を取り戻そうとする編み直しに向けられる努力について語った．このような患者体験の理解を助けてくれたのは，患者が語る言葉だった．しかし，脳卒中の発症とともに失語症を伴う患者も少なくなかった．失語症は文字のごとく，語ることを失わせ，さらに身体麻痺が，その語りを文字に起こすことまでも難しくさせる．失語症の数少ない薬物療法や言語療法も効果が全面に期待できる現状になく（大山，2005；日本高次脳機能障害学会社会保険委員会失語症アウトカム検討小委員会，2012），患者は自己表現の手段を奪われ，他者との意味に満ちたやりとりをも奪われかねない状況にある．

　著者は，このような脳卒中失語症患者の苦しみが，ふっと和らいだような空気を感じたことがあった．それは，患者と看護学生とのやりとりに居合わせたときのことである．その学生は，患者の手指がほんの少しだけ動いたことに気づいて，「オムツ？」とささやきながら患者に近づき，そこで患者のおむつの中を確かめた．そして学生は，『やっぱり』とでもいうような顔をして，排便で汚れたおむつをすぐに取り替えようとした．すると患者は，ほっとしたように身を任せ，また学生は，大事なものを扱う身体が生む静かなリズムにのせて，懸命に患者の身体に触れていた．このような静寂のうちの

やりとりは，患者の苦しみが一瞬去ったように感じさせてくれただけでなく，言葉を介さないから本物のような，看護の意味に気づかせてくれる，そのような期待を抱かせてくれた．

　脳卒中失語症患者と看護師とのケア関係における看護師の生きられた体験 (lived experience) を明らかにすることを研究した Karin Sundin ら (2001) は，スウェーデンのリハビリテーション病棟において，脳卒中失語症患者へのケアに熟練した看護師5名へのインタビューの結果，次の主要なテーマを明らかにした．《Calling forth responsibility through fragility（脆弱性を通じて責任が呼び起こされること）》《Restoring the patient's dignity（患者の尊厳を回復すること）》《Being in a state of understanding（理解する状態にあること）》の3テーマである．そして Karin Sundin らの研究 (2001) は患者—看護師は我と汝の関係であり患者と看護師双方へ理解をもたらしていること，それは相互のプレゼンスによって生じていること，まさしく間主観的な communion であることを同定していた．

　また Karin Sundin ら (2001) は，このコミュニケーションが，Daniel N. Stern (1985) が明らかにしている乳児のコミュニケーションの様相と似ているという示唆を与えた．乳児は，母親から安全を守られ，安心感のなかで世話を受ける．そして，母親と違う誰かとやりとりするようになり母親と物理的に離れてしまっても，それでも母親といたときに抱いていた独特な感情のみが損なわれないことを知る．Erik H. Erikson ら (2001) がいう，基本的信頼の芽生えである．このかかわりあいの形が脳卒中失語症患者のコミュニケーションにおいて見出されるのは，言葉を獲得する前のかつてのコミュニケーションの能力が言語を失うことによって，賦活されるからかもしれないし，この communion というやりとりが，母親といたときと同じ安らぎを抱かせてくれるものであり，そのような他者の存在があるからかもしれない．そしてそこには，共有，つまり分かち合うことによってもたらされる一体感があると考えられた．

これらの検討を踏まえて，著者は，「脳卒中失語症患者とケア提供者とのあいだの交感のありよう」を質的記述的に明らかにすることを目的とし修士論文（山下，2006）の研究を行った．communion を「交感」と訳し，その定義を「ふたりの人のあいだで，感情・体験・意思などが交わされ，共有されること」として，主に回復期リハビリテーション病棟で場面観察・記述を行った．37観察場面から，11カテゴリーが抽出され，このうち交感が成立しているとみなされたのは，《患者のサインをつかみケア提供者が患者に添う》《触れられることで通い合う》《身体レベルで了解しつくされている》《発症前からの関係が新たによみがえる》《遊びが生まれる》《ケア提供者が粘り強く患者を探る》《共に時間を過ごす》の7カテゴリー，交感が成立していないとみなされたのは，《決まりきったアプローチに患者が閉ざされる》《ケア提供者が患者にあえて何もしない》《患者の意向や感情にあえて添わないことをする》《伝えあう難しさの壁にはばまれる》の4カテゴリーであった．

　研究を終え，研究結果を研究協力施設で報告したところ，研究協力者以外の熟練看護師が，交感が成立していないとみなされたカテゴリーに違和感を示した．どうやらその看護師は，「交感は患者と看護師の関係において重要なものでありながら私達の実践にはそれが成立していなかった」という否定的なメッセージと捉えたようだった．これを機に，著者は場面の記述や解釈に改めて立ち返った．《ケア提供者が患者にあえて何もしない》は，患者が脳卒中発症に伴い意識覚醒がままならず他者に伝えたいまでの自発性がないときに見られていた．これは，患者の側に伝えたいまでの現れがなく，ケア提供者の側も患者の状態を気遣い，刺激を調整するよう，患者にあえて何もしないアプローチをしていたと読み取れた．また，《患者の意向や感情にあえて添わないことをする》観察場面では，看護師が患者のサインに気づいていても覚醒や訓練などといった患者にとって優先されるべきことがある場合に観られた．これらの場面について，確かに「ふたりの人のあいだで，感情・体験・意思などが交わされ，共有されること」はなく，交感は成立して

いなかった．今日話題となっているユマニチュードは，静的な絆を患者と創りだす技術化に成功している．この実践は，認知症患者への感情や身体に働きかけるアプローチである．絆が人間関係の基本である一方で，それを維持し続けること自体が目的とはならない場面がある．患者の回復や成長が期待される場面では，患者が自己と向き合えるような適度な距離と強い絆とが必要になる．それは，普遍的なケアに内在する看護の専門性かと考えられる．

　北欧の看護学者である Katie Eriksson は，caring communion という用語を用いて Caritative Caring 理論を開発している．この理論は，これまでの看護理論における看護の専門性から，より人間やケアの普遍性へと立ち返らせていると評されている（Afaf Ibrahim Meleis, 2007）ものの，メタ理論のためか，日本では communion や交感という用語は浸透しておらず，教育や実践で活用されるに至っていない．看護師であれば誰でも，ある患者とのあいだに静的で強いつながりを感じたことは，どういった病気の患者とに限らず，一度は経験したことがあると思われる．西洋にある個々という捉え方というよりはむしろ，人と人とのあいだにある静的なものを汲み取りながら和を重んじる日本の倫理観（和辻，2007）によるところが大きく影響しているとも考えられ，日本の看護実践場面で communion（交感）を確認できる．看護における communion はどのようなものか，communion が成立していないありようは看護に位置づくのか，本研究はこの課題について取り組むものである．この現象は，脳卒中失語症患者の限られた身体を介するゆえに，凝縮した現れとして観ることができる．

## Ⅱ　研究の背景

### 1　脳卒中・脳卒中失語症患者の苦悩

　Arthur Kleinman（1988）は，著書のなかで，慢性の病いに伴う感情は，健康の喪失をめぐる深い悲しみとみじめであり，日々の行為や自己信頼感の

身体的基礎を失ったことへの悲嘆の感情と表している．そして，慢性の病いは，自分の身体への基本的信頼を裏切ると述べている．

　その世界は「喪失」と「それに伴う努力」として経験される（Sandra P. Thomas, Howard R. Pollio, 2002）ことがわかっている．喪失と努力とは，思いのままになる能力の喪失と思いどおりにしようとする努力，自立の喪失と自立しようとする努力，他者とのつながりの喪失とつながりをもとうとする努力，自己の継続性と断絶における喪失と努力である（Sandra P. Thomas, Howard R. Pollio, 2002）．言うなれば，脳卒中を発症した患者は，自己や他者と向き合いながら，社会での自立に向けて人生を編み直していくことを迫られている．Nancy D. Doolittle（1992）は，脳卒中からの生還者13名のインタビューにより，回復への取り組みの可能性が時間とともに変化することを明らかにした．脳卒中を発症した患者は，始めに不具合や欠陥に直面する．だが次第に自身を，欠陥という観点からではなく，可能性という観点から理解し始めるようになり，回復への努力の日々を重ねる．そして4～5か月が経つと，その努力の効果が徐々に薄れ回復が安定状態に達してくる．そうすると，患者は可能性に変わって欲求不満を体験することが明らかになっている．脳卒中失語症患者の苦悩は，脳卒中の発症とともにというよりも，可能性を損なうことが避けられない新しい局面に直面するときに生じると考えられる．

　脳卒中を発症した患者は，急性期を脱し状態が安定すると，リハビリテーションを目的とした回復期リハビリテーション病棟に転院する．それから3か月から6か月という期間，患者は家族や住み慣れた家を離れ，新しい環境のなかで，日々慣れない身体や環境と向き合い，作業療法や理学療法，言語療法といった新たな課題に取り組む．その過程には，困惑や苛立ちや諦め，そして期待や喜びがある．しかし，失語症がある患者は，それらを語ることが難しい．音楽などを通して言葉が思いがけず出てくることもあるが，込み入った気持ちを他者に伝えることはままならず，超えることのできない壁と向き合うことは多い．著者の看護師としての経験においても，患者が回復を

楽しむようにリハビリテーションに取り組む姿もあれば，身体を震わせ涙しながら自身の限界と向き合う姿を観ることもあった．

## 2　脳卒中患者への看護

周（2002）は，脳卒中患者と看護師の相互作用の過程として，「出会い→情報の交流→パターンの認識（環境との相互作用）→問題と原因の発見→問題への対応，共有意識の形成→限界の拡張，絆の増強→別れ」を示している．脳卒中患者と看護師との実際のやりとりをもとに，患者の自我発達が促進される看護を明らかにしている．周は個性の表れを「開示」という概念でとらえ，脳卒中患者の自我発達は，無知の自我→受動の自我→能動の自我→感知の自我→受容の自我→適応の自我→超越の自我→創発の自我→博愛の自我へと発達することを明示している．

超リハ学（酒井，2005）において湯浅は，脳卒中患者の自我発達の視点に立つ看護理論（周，2002）から，患者にかかわる時，看護師の関心が訓練の成果やADLのアップのみなら，患者との相互作用の機会は失われ，共有意識は形成されない．看護師の関心や見方によって患者も自分自身をとらえる見方を変えることができることを説いている．湯浅は，その変化が脳卒中患者の自我発達であり，それを促進することが看護の役割であり専門性であると述べている．

Alison L. Kitsonら（2012）は，急性期を脱し身体機能に重症度の障害がある脳卒中患者15名を対象に基本的看護ケアの体験についてインタビューし，基本的看護ケア（可動性，移動，飲食，安全・予防・薬物療法，個人衛生と更衣，安楽，休息・睡眠，呼吸，体温管理，性の表現，尊厳，コミュニケーション・教育，プライバシー，選択の尊重）を身体的要素，心理社会的要素，関係的要素に分類し，その結果をまとめた．基本的看護ケアのうち，可動性に関する身体的要素は「全影響，可動性回復への構造的アプローチ」，心理社会的要素は「欲求不満，達成や自己価値への感情」，関係的要素は「構造的支援，小さな

達成目標，良好なラポール，関係性の増強」が示された．コミュニケーションと教育に関する身体的要素は「コミュニケーション困難となる身体的限界」，心理社会的要素は「身体的知的な変化・出来事の知覚」，関係的要素は「感情的知性が欠如するスタッフの受容，シンプルなことにおけるラポール形成の重要性」が示された．

　Marit Kirkevoldら（2012）は，脳卒中患者の心理社会的なWell-being促進をねらい経験的理論的に複合的な看護介入を発展させることを目的に，システマティックレビューによるエビデンスとアウトカムのモデル化，次に脳卒中患者とその家族・看護師・ヘルスケア専門職者を対象にしたナラティブアプローチによるプロセスとアウトカムのモデル化を行い，介入プロトコールを決定した．システマティックレビューによるエビデンスとアウトカムのモデル化では，16文献のレビューにより，脳卒中サバイバーが経験した心理社会的挑戦とニードと，アウトカムに影響があると仮定した介入や因子に関する効果的機序について調査した．結果，心理社会的サポートは脳卒中後の適応と調整の促進に向けて必要であるものの回復と調整のプロセスの経験を厳密に追った研究はほとんどなく，薬物学的治療は有益性と同様に有害性のエビデンスがあり，心理療法的介入は明らかな効果を示していないというものであった．Marit Kirkevoldらは，Well-beingの理論から心理社会的well-beingの4つの事象「楽しさ，喜び，well-being，悲しみや空虚感がないこと」「自己を超えて有意義な活動における参加とつながり」「良好な社会的関係，豊かな関係性において愛し愛される感情」「自己受容によって特徴づけられる自己概念と，自己自身の可能性への信念」，Antonovskyの理論から「人生における一貫性の感覚は包括的（認知的），調整可能（道具的・行動的），有意義的（動機的）として，多様なライフイベントを経験することにより促進される」ことを活用し，介入の全体的目標を定めた．プロセスとアウトカムのモデル化では，脳卒中患者に看護師などによる最短1時間のミーティングが発症後6か月間8回計画された．リフレクション・価値評価・目

標設定・問題解決をねらい心理学的回復・参加者の調整プロセス，参加者とヘルスケア専門職者との会話促進に焦点を置くワークシートも用意された．

　Berit A. Bronken ら（2012a）は，開発した介入プロトコール（Marit Kirkevold et al., 2012）を用いて脳卒中失語症患者 7 名に対して脳卒中後 1 年間フォローした．介入は，脳卒中後 4 ～ 12 週目に開始し 6 か月に渡る 8 回のエンカウンターを計画，結果9.5～14.5か月継続し，各事例10～16回40分～ 2 時間のエンカウンターであった．介入のねらいは，①脳卒中後早期段階における協働関係の成立，②さらなる協働への一般的土台として個別な価値・関心・目標について知識収集，在宅復帰後のさらなる協働への準備，③「毎日の生活において健康的から脳卒中サバイバーにまで」変化した状況を調整する過程にある参加者へのサポート，④身体的体験と変化を語ることへの誘い，新しい体験の意味を汲み取るサポートと利用可能な資源の動員，⑤目標達成に向け誰に何をなされるべきか焦点を当て整理するよう目標の同定，⑥参加者の意思のまま観える方法で病いや生活を統合する助け，健康促進と抵抗力が身につくためのサポート，脳卒中に伴って生じた変化とうまく生きるために必要な新しいライフスキル発展へのサポート，⑦体験の話し合いと対処過程のサポート，個人的資源と彼らの新しいネットワーク／環境における資源に気づく援助，⑧さらなる回復過程に向けた展望や目標の協議・協働過程のまとめ，の 8 つであった．方法は，介入中の参加観察，質的テーマインタビューと 4 つの測定用具を用いた評価によるトライアンギュレーションが用いられた．

　Berit A. Bronken ら（2012b）は，脳卒中後 1 年間に渡って作成した長期的心理社会的介入中，失語症患者と看護師とのあいだで共に物語を構築する相互作用のプロセスがどのように成立したかを明らかにした．「失語症の語り手」として脳卒中失語症患者女性 1 名を対象にした．患者は虚血性の脳卒中後，錯語があり，読み書き能力は減少していた．第一著者は，看護師として患者に介入をし，文脈・場所・時間・内容・コミュニケーション手段・ワ

ークシートの活用・コメント・リフレクションを記録した．介入は1年間で13回に渡り，介入2週間後・6か月後・12か月後に質的半構成的インタビューを実施した．インタビューは，介入プログラムの参加経験，QOLの様々な事象におけるプログラムの影響などであった．解釈学的現象学により分析された結果，脳卒中失語症患者と看護師との相互作用（パートナーシップ）のプロセスの発展は，構築された物語の展開とともに《おかしな世界に入る》《笑顔に隠れて考えや感情が山積みになる》《このように生きることはできない！》《壊れた鏡》《再び一緒に自己について考え込む》《ますますよくなる》《関係性》で示された．また，どのようにして共に物語を構築するかについては，《伝えるニード》《伝えることを助けること》《伝える機会》の主題を同定した．患者においては思考や感情が孤独にならない重要性があり「伝えるニード」があった．Berit A. Bronken ら（2012b）は，看護師は多忙なヘルスケア状況において会話はケアの間に生じているが，患者は話すことと行うことを同時にできなかったとし，脳卒中後1年間に渡って話す時間の保持を計画した「伝えることを助けること」は，物語を共に構築すること，連続性を維持すること，変化に注意を払うこと，過去・現在・未来をつなげることを可能にすると述べた．《伝える機会》は複合的な方法でもたらされた．治療的あるいは関係的な信頼はケアリング実践に重要であり，失語症患者との相互作用において非常に重要であるとし，物語の語りにおけるパートナーシップは物語に影響を与え，回復プロセスのアウトカムはこの関係性次第で強められたり妨げられたりすると述べた．また，混沌の語りが優位に占めた脳卒中後3～7か月，聴き手は唇の形で言うこと，解釈，勇気づけること，尋ねること，イラスト活用などにより積極的な助けをしており，積極的に物語を共に創造することには，参加，表現の支援，促進，共感，解釈，個人的関心が必要とも述べている．ただし，看護師はケアを実践しながら会話はできないことや一般に多忙であり会話する時間はないとして，看護実践場面での活用に示唆を見出していなかった．

Kari Kvigne（2003）は，脳卒中女性患者の発症後の人生と身体の経験を明らかにすることを目的とし，ノルウェーの女性患者20名（37歳〜78歳）へインタビューを行った．インタビューを入院中（発症後6週間以内）1回，退院6か月後と1年後に在宅で各1回，計3回実施し，Giorgiの現象学的手法を用いて分析した結果，《The unpredictable body（予測できない身体）》《The demanding body（注文の多い身体）》《The extended body（広がる身体）》のテーマ3つが抽出された．《The unpredictable body（予測できない身体）》は，サブテーマに《The nonspontaneous body（自動でない身体）》《The vulnerable and defenseless body（傷つきやすく無防備な身体）》《The unreliable and betraying body（信頼できず裏切る身体）》が抽出された．《The demanding body（注文の多い身体）》はサブテーマに《The time-consuming body（圧倒的に時間のかかる身体）》《The limiting body（制限される身体）》《The dependent body（依存する身体）》《The conspicuous body（人目を引く身体）》が抽出された．《The extended body（広がる身体）》は医療用具やヘルパーが患者の身体における可能性を広げることを意味していた．多くの女性患者が魅力的に見えることや仕事を多くこなせる強い身体であることを重要としており，女性性の一部として特徴付けられた．また女性患者らが発症前にはっきりとしない変化を数日間あるいは数週間経験し数回受診していたことも明らかになっており，医療者が女性患者の声を真摯に聴くことや身体における経験を信じることを支えていく必要性を示唆していた．

　脳卒中失語症患者と看護師とのケア関係における看護師の生きられた体験を明らかにすることを研究したKarin Sundinら（2001）は，スウェーデンのリハビリテーション病棟において脳卒中失語症患者へのケアに熟練した看護師5名へのインタビューの結果，次の主要なテーマを明らかにした．《Calling forth responsibility through fragility（脆弱性を通じて責任が呼び起こされること）》《Restoring the patient's dignity（患者の尊厳を回復すること）》《Being in a state of understanding（理解する状態にあること）》の3つであっ

た．そして Karin Sundin らの研究は，我と汝とのあいだにある関係は，患者と看護師双方へ理解をもたらしており，それは相互のプレゼンスによって生じていること，それはまさしく間主観的な communion であると同定していた．

## 3 communion に着目する意義

　鯨岡（2005）は，相互信頼の原初のかたちを，赤ちゃんと母親のやりとりをもって説明している．母親の「可愛い」が赤ちゃんに伝わり，赤ちゃんの「嬉しい」が母親に伝わる．この現象は，現れたままに観ると「微笑み合い」である．鯨岡は，この現象を「間主観的関係」の典型例とし，このような経験の積み重ねこそ，双方の基本的信頼に通じる意味を持つと述べている．

　脳卒中患者の苦悩は，脳卒中の発症とともにというよりも，可能性を損なうことが避けられない，新しい局面に直面するときに生じる．communion は，苦悩の分かち合い（Karin Sundin, 2003），言葉を超えたもの（Astrid Norberg, 2001），感情を込めたつながり，身体化した魂への憐れみとして，ケアに不可欠な局面である（Carol Picard, 1997）．communion 成立時の看護師は，患者との対話に開かれ，患者に寄り添っていることに加えて，患者への巻き込まれや燃え尽きを起こさないよう，患者理解とともにある自己一致が重要になる．communion と共感との類似点が他者を自分のことのように感じることにある一方，相違点は不透明なままである．

　日本の看護教育研究者らは，このような暗黙的なやりとりが日本の看護実践や研究成果に埋め込まれていることを示唆している．この現象は，患者へのケアレベルを限定しないため，日常的な関わりのなかで確認できる．一方この現象は患者－看護師関係を単なる情緒的な結びつきに留まらせる危険性も孕んでおり，専門的な側面から捉えていく必要がある．看護として communion が位置づく条件として，患者の援助ニードが前提となる．脳卒中失語症患者の援助ニードは患者によって語られることはない．看護師が自身の

知覚を活用することが重要になる．看護師が患者とのやりとりにおいて患者の言葉も身体も丸ごと感じ，肯定的感情の分かち合いを重ね，信頼関係を形成することにより，脳卒中失語症患者の心理社会的な well-being や自我発達につながる援助が可能になる．

communion の成立不成立は，患者の援助ニードとそれに即した看護の機能などによって異なる可能性がある．患者が苦悩するときは寄り添い，共有し，患者が成長し自立すると別れる．このような患者－看護師関係における共有は，Hildegard E. Peplau（1973）のいう同一化の局面や Joyce Travelbee（1971）のいう同感の位相など患者－看護師関係のプロセスにおいてどのように位置づくかが，説明されている．ただし，このような共有が患者と看護師のあいだでどのように現れる現象なのか，患者や看護師の身体にどのように現れるのか，明示されていない．このような共有における看護の専門性を視覚化し技術化する手がかりとして communion があり，そこには，間主観的立場をとる研究者を必要とする．

著者は，脳卒中失語症患者と看護師とのあいだにあるやりとりを間主観的立場で見つめることにより，言葉と身体でのやりとり丸ごとにある静かな対話に，脳卒中失語症患者との信頼形成過程や脳卒中失語症患者の心理社会的な Well-being や自我発達につながる看護の実践を明らかにすることができると考える．

## Ⅲ　研究目的

本研究の目的は，脳卒中失語症患者と看護師とのあいだにある communion（交感）を構造化することとした．

## Ⅳ　本研究に適した研究方法の検討

　本研究は，患者と看護師双方の身体におけるやりとりに内在する看護の専門性を視覚化し技術化することをねらう．そのため，理論的・臨床的な明確化が必要と考えられ，本研究における構造化の方法は概念分析の Hybrid 法を参考にした．

　Hybrid 法は，臨床的アプローチと理論的アプローチの統合である．Donna Schwartz-Barcott と Hesook Suzie Kim（1986）は主な三段階を同定している．第一は理論的段階，第二はフィールドワーク段階，第三は分析的段階である．Afaf Ibrahim Meleis（2007）は，これらの段階は連続的あるいは直線的ではない（p.163）と述べている．また Afaf Ibrahim Meleis（2007）は，「理論的段階において概念を決定，文献を検索，意味を同定，issues を測定し，作業定義を選択する．フィールドワーク段階では，提示した作業，参加者を選択，データを選択，分析する段階を置く．比較，構造化，結果，理論的段階とフィールドワーク段階に立ち戻る最終的分析段階で構成する（p.163）」と説明している．Donna Schwartz-Barcott と Hesook Suzie Kim（1986）は，最終的分析段階について「同定・分析・概念洗練と看護に最も適用可能かについて，臨床実践で調整された洞察によって深く書く（p.91）」とし，「フィールドワークの強さと詳細さから戻り，関心の主な焦点を考慮して結果を再調査（p.99）」し，「その概念が看護にどれくらい適用でき重要であるか，概念の主な選択は正当化されるようであるか，文献レビュー，理論的分析，臨床的結果が，選択された母集団のなかでこの概念の存在と頻度を支持するにはどんな範囲と程度か（p.99）」と説明している．

　本研究は，患者と看護師とのあいだにある間主観的なありようについて communion の概念を用いて理論的に示し，脳卒中失語症患者への看護実践における妥当性がある communion の構造図を明らかにするため，理論と実

践との両方のアプローチを持つ Hybrid 法が本研究に適していると考えた．

本研究は，概念分析の Hybrid 法を参考に以下 3 つで構成した．

## 1　communion の理論的な相

communion に関する主要文献と，communion に類似する概念に関する文献の検討と修士論文結果を踏まえ，communion（交感）の仮構造（p.36）を考案した．

## 2　communion のフィールドワークの相

### a　参加観察

研究参加の同意が得られた脳卒中失語症患者 5 名とその受け持ち看護師 5 名とのやりとり場面を参加観察した．詳細なデータを必要とする場合は参加者の許可を得て録画した．参加観察した場面のうち，communion の成立と不成立の典型例について記述解釈し，看護のプロセスに添って，communion のパタンを抽出し患者看護師の身体におけるやりとりとともに抽出した．

### b　研究参加看護師へのグループインタビュー

研究参加看護師に参加観察結果を提示し，グループインタビューを踏まえ，経験妥当性と有用性を検討した．

## 3　communion の分析的な相

脳卒中失語症患者と看護師とのあいだにある communion を，看護のプロセスに添って，communion のパタン図（7 種類）と患者看護師の身体パタンとともに構造化した．

## V 研究の意義

　脳卒中失語症患者と看護師とのあいだにある communion（交感）の構造化は，暗黙的な実践やそれに内在する専門性の視覚化をもたらす．構造図は，脳卒中失語症患者への看護に関する説明や予測に役立ち，看護実践を俯瞰して捉える一助となることが期待できる．阿保ら（2006）は，看護学は二者関係を基軸にした相互性によって成立している学問であるとし，その看護学が二者を成立させているところの人間の身体と相互性という事態の本質を解き明かす作業を放棄するならば，学としての看護学は成立しようがないと述べている．本研究の意義は，脳卒中失語症患者と看護師とのあいだで，それぞれの主観が身体をとおして交流されているありようを，看護師が看護のプロセスに添って俯瞰できることにあり，看護実践や看護学に寄与することが期待できる．

# 第1章　communion の理論的な相

## I　目的

communion の概念と関連する用語について文献検討し，communion の理論的構造を明らかにすることとした．

## II　方法

communion に関する文献概観し主要文献の検討を行い，communion の哲学的立場を踏まえて，類似関連概念と communion の概念を定義し，仮構造を構築した．

## III　結果

### 1　communion に関する文献概観

データベース MEDLINE と CINAHL をキーワード communion で検索した結果412件，出版時期は1922～2015年で MEDLINE 289件，CINAHL 132件であった．このうちデータベース上で全文が入手可能な主要な文献は，ソースタイプ別に学術専門誌134件，雑誌11件，学位論文6件，CEU 1件であった．主要な出版物名は，Journal of Religion, Disability & Health 21件，European Journal of Social Psychology 12件，Scandinavian Journal of Caring Sciences 7件，Journal of Clinical Nursing 5件，Journal of Personality 5件，International Journal for Human Caring 4件であった．主要なサブ

ジェクトは，Interpersonal Relations 20件，Personality 16件，Spirituality 15件，Nurse-patient Relations 11件，Religion and Religions 10件，Caring 9件であった．言語は English 147件，年齢層や性別に特徴はなかった．地理学は Usa 78件，Europe 59件，Uk & Ireland 47件，Continental Europe 12件，Asia 5件，Australia & New Zealand 3件であった．

　タイトル・著者・出版物名・キーワード・サブジェクトを概観し，主要な分野は心理学・社会学・看護学・宗教学であった．心理学や社会学では communion を agency と対比させ，認知，行動，人格，発達，性における相違や特徴を示した量的研究が数多くあった．宗教学においてはキリスト教に関する文献であった．看護分野では Katie Eriksson の Caritative Caring 理論を基に発展した研究がそのほとんどを占めた．Katie Eriksson は，北欧諸国におけるケアリングサイエンスのパイオニアとして Caritative Caring 理論を開発しており，この理論は，プラトー，ソクラテス，アリストテレスによるギリシア哲学に基盤を置いていた．理論の鍵となる概念である Caritas は，Love（愛）や Charity（キリスト教的な愛）を意味していた．

　次に主要な文献，続いて communion の類似概念と関連する文献についてあげる．

## 2　communion に関する主要文献の検討

Carol Picard（1997）Embodied soul: the focus for nursing praxis, *Journal of Holistic Nursing*, 15 (1), 41-53.
【概要】communion が生じる状況を，人々が必要とするケアのレベル，それが昏睡状態にある人への創傷ガーゼ交換や子どもの死についての対話など，どんなレベルであろうと感情を込めたつながりであるとしており，communion が生じる状況にケアレベルを限定していなかった．また，communion を，身体化した魂への憐れみとして，ケアに不可欠な局面であると述べていた．看護は，意味，身体化，主観性，分化，そして communion に高い価値

を置くことによって，世界内存在である個人の体験やケア提供者を動かすことを示唆していた．

Astrid Norberg, Monica Bergsten, Berit Lundman（2001）A model of consolation, *Nursing Ethics*, 8（6），544-553.
【概要】consolation（慰め）は人間が苦悩するときに必要とされる．consolationの意味を明らかにすることを目的とし，牧師・地区訪問者・心理学者・葬儀屋・医師・ソーシャルワーカーなどの専門職者18名へのインタビュー結果からconsolationのモデル図を示した．consolationの仲介者と受け手は，consolationが生じる前にそれへの構えをする必要があり，その構えは，presence（存在すること）や求めに応じられるavailability（可能性）であることを示した．availabilityは，苦悩を表現することや聴くことを意味し，その結果，communionや慰めの対話へと開くものであった．consolationは，苦悩はあるにしてもパースペクティブの転換や意味の経験を含んだ．communionは言葉を超えたものであり，人間が善，光，喜び，美，人生というようなものを共有する神聖な事象とのつながりをもたらすものであった．communionの重要な前提条件は，状況における認知的解釈の共有というよりもむしろ共有された感情状態であった．そのありようとして，我が子を車に衝突された母親が救急車を待っている間に，その車の運転手が母親の周りを言葉もなく人生に添うように囲みながら，その傍らに一緒に立っていたことで，母親に慰めをもたらしたという母親の語りがあった．

Karin Sundin, Astrid Norberg, Lilian Jansson（2001）The Meaning of Skilled Care Providers' Relationships with Stroke and Aphasia Patients, *Qualitative Health Research*, 11（3），308-321.
【概要】スウェーデンのリハビリテーション病棟において，熟練した看護師と脳卒中失語症患者とのケア関係における看護師の生きられた体験を明らか

にすることを目的とし,「脳卒中失語症患者と伝え合うことで特に成功していること」として看護師 5 名にインタビューを行い,3 つのテーマ《Calling forth responsibility through fragility（患者の脆さを通して責任を前へ呼び覚ますこと）》《Restoring the patient's dignity（患者の尊厳を回復すること）》《Being in a state of understanding（理解するといった状態にあること）》を抽出した.そのコミュニケーションは,感情と体験を分かち合うことで成り立っていること,お互いの presence（存在）が不可欠であること,患者と看護師双方へ理解をもたらすこと,我と汝とのあいだにある関係であること,それはまさしく間主観的な communion であると同定していた.

Karin Sundin, Lilian Jansson（2003）'Understanding and being understood' as a creative caring phenomenon—in care of patients with stroke and aphasia, *Journal of Clinical Nursing*, 12（1）, 107-116.
【概要】 脳卒中失語症患者のケアにおいて理解することとされることの意味を明らかにすることを目的とし,コミュニケーションの困難さがある患者とのコミュニケーションにおいて特に成功している 5 名のケア提供者を対象に,そのような患者とのコミュニケーションについてビデオ録画後インタビューを行った.インタビュー内容を解釈学的現象学の方法で解釈し,主要なテーマ《Co-creating（共に創造すること）》と 4 つのサブテーマ《Silent dialogue（沈黙の対話）》《Comprehending and mediating through body actions（身体行為を理解し伝えること）》《Striving for co-operation（共同への奮闘）》《Supporting attitude and permissive atmosphere（支援的態度と受容的空気）》を抽出した.ケア提供者は caring communion における presence（存在）として患者と直面していた.ケア提供者は,患者に彼らの presence を絶え間なく伝えることと,開放的で密接な相互主観的な関係における対等で創造的な availability（可能性）により,コミュニケーションをしていた.ビデオで録画して収集したデータにおいて,くつろいだ支援的な空気はケア提供者と患

者との間で相互的に促進され，そのコミュニケーションは技術的や戦略的なものではなく，ケア提供者が沈黙の対話で患者の体験を分かち合うものであった．この沈黙の対話は患者の感情を共有し患者からのメッセージを受け取ることを含んでいた．

**Linda L. R. Rykkje, Katie Eriksson, Maj-Britt Raholm（2012）Spirituality and caring in old age and significance of religion—a hermeneutical study from Norway,** *Scandinavian Jornal of Caring Sciences*, **27（2），275-284.**
【概要】ノルウェーの高齢者が宗教や宗教的支援をスピリチュアリティやケアリングの役割としてどのように理解しているかを明らかにすることを目的とし，74～96（平均83.4）歳の女性11名と男性6名にインタビューを行った．研究の理論的枠組みをKatie ErikssonのCaritative Caring理論としており，人間を身体―心―精神という割り切れないユニットとし，スピリチュアリティを健康における苦悩や変化と完全につながるものとした前提があった．ガダマーの解釈学的方法とNVivo9（質的分析ソフト）とにより分析し，スピリテュアリティとケアリングの役割である宗教として，主要なテーマ《より高い力との結合》《宗教的支援は尊厳を育む》を抽出した．《より高い力との結合》のサブテーマは，《人生哲学とキリスト教の影響》《エンドオブライフの不思議と来世への気づき》であった．《宗教的支援は尊厳を育くむ》のサブテーマは，《宗教のサポートは危機やエンドオブライフに近いときにより重要》《看護者による宗教の支援》が抽出された．サブテーマ《宗教のシンボルや儀式の意味》における参加者の語りでは，「communionは，受けることができるベストな何かであり，スピリチュアルな力，司祭が述べる言葉にあり，奉仕者は赤ワインを注ぐ．フィーリングの活動であり，魂へのタッチである」とされていた．サブテーマ《宗教のサポートは危機やエンドオブライフに近いときにより重要》では，エンドオブライフに近いとき，非宗教の人々にとってcommunionが有益であったことが述べられていた．

Marianne Frilund, Katie Eriksson, Lisbeth Fagerström (2014) The caregivers' possibilities of providing ethically good care for older people—a study on caregivers' ethical approach, *Scandinavian Journal of Caring Sciences*, 28 (2), 245-254.

【概要】 ICN（International Council of Nurses）倫理綱領・先行研究・第二著者Katie Eriksson の Caritative Caring 理論を理論的枠組みとして，高齢者への日常的ケアにおける倫理的価値（個別性・尊厳・安全・コミュニティ・親密性／距離）について，ケアギバーは何ができると感じているかを明らかにした．10名の看護師に5つの倫理的価値の意味を問い内容分析した結果を基に測定用具を作成した． 5つの倫理的価値のうち caring communion の下位概念は，《長期に渡り同じ患者に世話をするケアの継続を望む》《今高齢者とともにある》《高齢者を力づけ共に行い高齢者は well-being の感じを体験している》《認知症患者ケアで well-being の感じを生む柔軟さ・身体的接触を用いる》《高齢者が人生を話したい時聴く時間をとる》《高齢者とともに笑い叫び悲しむ》《感謝を見せて高齢者の望みを受けとる》とした． 5段階尺度の質問紙で調査した結果，個別的ケアは3分の2が4以上，尊厳あるケアは概ね高め，安全なケアは概ね低め，caring communion は多様な回答，親密性／距離は概ね高めであった．ケアギバーは高齢者に個別的で尊厳のある安全なケアを提供し，ケアにおいて caring communion や親密性を成立させる可能性があると感じていることを示していた．

Kari M. Thorkildsen, Katie Eriksson, Maj-Britt Råholm (2013) The substance of love when encountering suffering: an interpretative research synthesis with an abductive approach, *Scandinavian Journal of Caring Sciences*, 27 (2), 449-459.

【概要】 データベース Academic Search Premier, CINAHL, Health & Safety Science Abstracts, Ovid, MEDLINE, PubMed, Sage Journals Online を，

キーワード love・agape・eros・caritas・charity・compassion・altruism を suffering と絞り込み検索した結果104文献のうち，理論的基盤とパラダイムについて検討し，15文献を選択した．その15論文を統合した結果，苦悩に遭うときの愛の構成要素についてテーマを抽出した．テーマは，《聖なるパワーとしての愛》《存在の基盤としての愛》《倫理的行動としての愛》が抽出され，3つの次元《holiness（聖性）としての愛》《communion としての愛》《art（芸術）としての愛》が内在した．「人間は愛し愛される必要があり，愛は communion で現れる．communion における苦悩の共有により《存在の基盤としての愛》が承認され受け入れられ現実になるとし，愛に埋め込まれた communion は敬意と尊厳があり偏見がなく他者性を保つことができる」としていた．15文献すべてが caring communion における核として愛を強調し，人間が愛なしで存在できないことを言及した．「人間が愛を与えて受ける communion に基本依存するというこの脆弱な存在形式を，人間は知る必要がある．同様に，人間の神聖さへの意識化も必要とする」ことを明らかにした．

## 3 communion の類似概念と関連する文献の検討
### 1) communion の類似概念

　Janice M. Morse（1992）は，empathy の効果は臨床でエビデンスがなく概念が不適切であり患者看護師関係に害を及ぼすことさえあるかもしれないと懸念し，1992年に empathy の概念分析を行っている．その結果，empathy の要素を，感情，道徳，認知，行動の4つに分類した．感情的要素は「他者の感情・意思・体験への感情的理解」，道徳的要素は「共感を刺激する内的な利他性」，治療的・認知的要素は「知識や経験に基づき同定する自己・他者理解」，行動的要素は「共感内容の表現」とまとめられた．empathy は，他者を理解するといった意味合いで看護において重要なものとして位置づいている．Janice M. Morse（1992）は，sympathy, pity, consolation, compassion, commiseration のように，empathy より価値を低く評価されている概念が，病い体験のある段階においては empathy よりも適しているのかもしれないとも述べている．

　Diane Kunyk ら（2001）は，empathy の機能を5つに分類している．それらは，人間特性としての empathy，専門としての empathy，コミュニケーションプロセスとしての empathy，ケアとしての empathy，関係性としての empathy である．人間特性としての empathy は生物学的かつ本能的なもの，専門としての empathy は専門職者に empathy 能力を教育することが可能かどうか，コミュニケーションプロセスとしての empathy は患者－看護師関係における感情交流のこと，ケアとしての empathy は empathy をケアと同一のものととらえ，関係性としての empathy は終末期の患者とのやりとりなどスピリチュアルな機能を示している．

　瀬名（2009）は，共感 sympathy を他者と同じような感覚を同時に抱く状態（state）とし，感情移入 empathy を他者の感覚や感情を自分のものであるかのように共有する能力（ability）とした．感情移入は，自らを他者や熟考の対象と精神的に（そして完全に理解しながら）一体化させてゆく力（power）のこととし，共感が受動的・共鳴的であるのに対し，感情移入は能動的・積極的に相手の感情へ自らを一致させてゆく力としている．相手の「気持ちを汲む」のは感情移入であり，相手と笑顔のタイミングが合うなどの相互交流は共感であると推測している．

　望月（2007）は，共感の概念に言及している論文15件を選択し，それぞれの文献について「共感概念」に関する記述を抽出し，検討を行った．対象論文を共感の概念研究，共感の質的研究，共感性尺度を用いた量的研究に分類し，日本の看護学独自の共感概念研究が必要と結論づけている．共感の質的研究では，共感が他者理解といった心理学定義にとどまらずに相互理解へと至る共感のプロセスとして捉えられていたことを明らかにした．これまで同じ「共感」という言葉であっても他者理解から相互理解まで広い範囲で適用

されていることを明らかにした．概念研究では他者理解といった狭義の意味であっても，質的研究では相互理解といった広義の意味における「共感」に関する蓄積があることが示唆されていた．

　福田ら（2010）は，共感的かかわりを「看護師が患者の感情や体験を理解し，患者の気持ちに配慮した援助や関わりを持つことである」と定義し，看護師との関わりの後に患者に生じた気持ちやそれに伴う行動，態度を，患者へのインタビューによって明らかにした．患者が認知した看護師の共感的かかわりとして，「人間らしさ」「相互関係」「患者への関心」および「気遣い」の4つのカテゴリーが抽出された．福田らは，看護師自身の経験や看護への姿勢を通じて，人間としての信念や価値観が援助関係の場で表出され，患者が共感的かかわりを認知したと考察している．また，互いの関心は患者と看護師の共感的関係の成立には重要な要素であり，患者は患者看護師における共感のプロセスをたどるための一要素としての「患者への関心」を看護師の共感的関わりとして認知していると述べている．一方，共感的関わりの認知から生じた患者の変化としては，「信頼の深まり」「前向きな気持ちへの変化」「ありのままの自己表現」「治療に対する意思決定」の4つのカテゴリーが抽出された．「信頼の深まり」には患者と看護師の関係性に対する安心感があり，この安心感は，患者が看護師の共感的関わりを認知し，看護師に対する肯定的印象を感じるとともに自分をわかってくれる存在，すなわち自分の共感者として看護師を捉えることにより生じたと考察している．「前向きな気持ちへの変化」は，共感的関わりを認知することで将来や今後の生活に対するポジティブな気持ちが生じる変化を表しており，看護師が患者に対して共感的な関わりを行うことで，患者の価値観を認め，持っている生への力を引き出し，患者を支えることになると示唆している．

　小代（1989）は，看護師の認知する看護師－患者関係における共感のプロセスと，その構成要素を参加観察法及び面接法によって帰納的に導き出した．そして，看護師は共感する際に患者との一体感を強く感じているという結果

を得ている．この結果について，日本人の文化的心理特性によるものと考察しており，日本文化としての「沈黙」や「間」から「察する」「気づく」という，高度なコミュニケーションと関連づけている．また小代は，援助者は共感的関わりにおいてはあたかも対象者であるかのように感じながらも，決してその人と情緒的に同一化すべきでないと強調している．

　看護理論のなかで共感を扱う Joyce Travelbee（1971）は，「看護とは人間対人間のプロセス」と定義し，患者看護師関係について，人間対人間という独自なものとして位置付けている．Joyce Travelbee は，患者看護師関係が人間対人間の関係に到達するまでに 4 つの段階があると述べている．第 1 に初期の出会い，第 2 に同一性の出現，第 3 に共感，第 4 に同感，この段階を経てラポートが生じると，看護師と患者はお互いを人間として知覚し合い，人格を認め合い，お互いの成長へと向かう．このように看護は，他者との関係性を築くことから始まり，その深い人間理解に基づいた関係性いかんによって，患者にもたらされるアウトカムはいかようにも変化するともいえる．

　Hildegard E. Peplau（1973）は，看護師と患者とのあいだにある人間関係には 4 つの継続した局面があると述べている．その局面とは，第 1 に方向づけ，第 2 に同一化，第 3 に開拓利用，第 4 に問題解決であり，各局面において看護師が取る役割は，未知の人の役割，情報提供者の役割，教育的役割，リーダーシップ的役割，代理人の役割，カウンセラーの役割であるとしている．患者にとって必要とされる援助に応じて看護師は自身のとる役割を柔軟に変え，患者の成長を促進させる．

　武井（2001）は，「感情と看護」の著書において，看護のなかでもこれまで最も光の当てられてこなかった領域が感情の領域であると指摘している．というのも，「共感」「受容」「傾聴」という「この三つの言葉は，とにかくなんでも患者の言うことを無条件に受け入れること，自分の価値判断や感情，意見などはいっさい差しはさまず，反論もしないという意味で使われます（p.87）」と問題提起し，患者と看護師である自分が一致していることが前提のようで

あり，看護教育における模範とされているようであると指摘している．

　広瀬（2013）は，「看護教育でも，自身の感情をコントロールし，どんな場合にも感情的になってはいけないという教育が長年されてきた．（中略）それぞれの患者に寄り添うために，看護師は直前の感情に蓋をしてしまう」と述べている．これについて広瀬は，Carl R. Rogers（1975）が援助職に必要な姿勢としてあげている「共感的理解」「無条件の肯定的配慮」「自己一致」のうち「共感的理解」と「無条件の肯定的配慮」のみが，共感と受容ということでクローズアップされてきたことであると指摘している．他者を理解することができても，その関わりのなかで生じた自分の感情に気づき認めていくことをせず，自分の感情を無視したまま他者を理解し受け入れていくことは，患者にとって援助にならないばかりでなく，時間をかけて看護師自身のストレスともなっていくのであろう．

　瀬名（2009）は，看護職者の共感疲労やバーンアウト（燃え尽き）は，共感の度合いが極端に強まり「巻き込まれ」抜け出せなくなるからだとしている．一般の対人関係においても，状況に応じて，他者との距離や自己開示の範囲を考慮することは，社会生活を円滑に送る大事なスキルでもある．

　患者－看護師関係における一致感は，Peplau のいう同一化の局面であったり，Travelbee のいう同感の位相であったり，患者の状況に応じて不可欠な援助である．それは，Janice M. Morse（1992）が述べているように，共感ではなしえない，苦悩する患者にとっては不可欠な関わりとなる．ただし，看護師が自己一致しており，かつ患者－看護師関係における二者関係の交流を俯瞰的に見ていくことが課題となる．これにより，看護師は自身を見失うことによって疲弊するといったようなことがなく，患者に適した役割をとることが可能となり，患者－看護師関係は有意義なものとなる．また看護師が患者の望むことは何でもしようと闇雲に援助することは，長期的な観点では患者－看護師関係を悪化させることになり，患者の成長を促す看護にならない危険性がある．つまり看護師の関わりの前提には，患者の成長につながる

援助ニードが必要になる．ニードが「個人がおかれている状況において安楽かつ有能に自分自身を維持したり支えたりするために必要なもの」である一方，援助ニードは「個人が要求したり欲したりする手段または行為であり，それはその人がおかれている状況での要請されていることに立ち向かう能力を回復したり拡大したりする可能性をもつもの」(Ernestine Wiedenbach, 1964)であり，単なるニード，人間の普遍的なニードに留まるものではない．

**2)関連する文献**

 communionという現象はcaringの深化した強いつながりである．caring communionは，看護師の自己投入によって患者の苦悩を和らげるといった，病む患者への存在論的なアプローチがもたらす現象とされ，communionは，感情と体験を分かち合うこと，共有すること，言葉を超えたものであることが示唆されている (Karin Sundin et al., 2001, Astrid Norberg et al., 2001, Carol Picard, 1997)．communionとは，苦悩に溺れる人を岸から理解するだけでなく，その中に一緒に飛び込むようなものと考えられる．宗教哲学者Martin Buber (1979)が述べた「我と汝」という形而上学的な関係性である．Martin Buberは，「世界は人間のとる態度によって〈われ―なんじ〉〈われ―それ〉の二つとしている．〈われ〉と〈なんじ〉の全人格的な呼びかけと出会いを通じて人間の全き回復が可能となる」としている．

 精神病者の看護にあたったGertrud Schwing (1966)の記述はこの現象をイメージさせる．彼女は患者の根底にある病みを理解し，隔離された精神病患者の部屋に何度も通った．彼女は「相手の身になって感ずる能力，他のひとの必要とするものを直観的に把握すること，そしていつでも準備して控えていること」といった「母なるもの」によって，精神の病いで不安定な患者を安定させるだけでなく人間的成長をも助けた．

 遷延性意識障害の患者とのやりとりについて看護師にインタビューした西村 (2001) は，その身体を介しての交流を「視線が絡む」「手の感触が残る」

「タイミングが合う」と明らかにしている．遷延性意識障害の患者は静的であるせいか，関わる看護師は前のめりに患者を知ろうとしており，先の結果は看護師が関わろうとした成果でもある．その語りからは，言葉がない交流であっても，身体を通して何かを分かち合う確かな感覚が看護師にあることが読み取れる．西村は，哲学者 Maurice Merleau-Ponty（1967）の言葉を借り，間主観性と表現している．

間主観性については，『ミラーニューロンの発見』の著者 Marco Iacoboni（2008）が実証的に明らかにしている．ミラーニューロンは，物を掴む動作を見たアカゲザルにおいて物を掴む動作に関するニューロンが活性化したという結果から発見されるに至った，他者の動作を見ると，見た者はその動作に関する同じ神経が活性化するという，鏡の作用を持つ神経である．彼は，ミラーニューロンを間主観性の原初的・本来的なかたちの表れと述べている．

Spirituality という英語の翻訳を試みた最初の日本人である鈴木（1972）は，日本的霊性について論じている．日本的霊性を説くにあたり，「あるがままのある」「絶対者の絶対愛」をその特徴として示している．「この絶対愛は，その対象に向（か）ってなんらの相対的条件を付さないで，それをそのままにあるがままの姿で，取入れるというところに，日本的霊性の直覚がある」と述べている．ここには，自然主義，無条件の愛，他者に開かれている姿勢が読み取れ，それは communion の特徴と類似している．

竹田（1989）は，「交感は人と人のあいだで生じているもの，我と汝のあいだにあるもの，他者の主観（心）の中の動きをこの『私』の主観（心）において掴んでいるありよう，間主観的に把握されるもの，である．間主観性とは，"他我が〈私〉と同じ〈主観〉として存在し，かつこの「他我」も〈私〉と同じく唯一同一の世界の存在を隠しているはずだ" という〈私〉の確信を意味する（p.132）」と述べている．交感が communion と同様に間主観性を前提とし，自己と他者を表していることから，本研究において communion を「交感」と邦訳できると考えられた．

## Ⅳ　最初の概念定義と仮構造

### 1　脳卒中失語症患者

　"脳卒中"は，脳血管障害による発作で，急激に出現する意識障害と運動麻痺を主徴とする（内薗ら，2002）．"脳血管障害"には，脳梗塞，脳出血，くも膜下出血，一過性脳虚血発作（TIA）の4つが含まれ，本研究における"脳卒中"は症状が短時間で消失する一過性脳虚血発作を除く3つ，「脳梗塞，脳出血，くも膜下出血」とした．

　"脳血管障害"は，一般には"脳卒中"と同義語として用いられている．卒中の"卒"は突然，"中"は当たるを意味し（山本，2013），"卒中"とは突然に現れる症状を意味している（伊藤ら，2003）．本研究では，疾患としてよりもその症状を持つ患者に焦点をあてるため，"脳卒中"を用いた．

　"失語症"は，学術用語としては"高次脳機能障害"に含まれる一方，行政用語としては"高次脳機能障害"から除外される．"高次脳機能障害"という用語は障害認定などの場でも混乱があり，本研究では"失語症"を用いた．失語症は，大脳が障害されたことによって生ずる言語の障害である．言語とは，言葉を話す（自発話），復唱，話し言葉の理解（聴覚的理解），書き言葉の理解（読解），音読，文字を書く（自発書字），書取，写字などの活動を指しており，失語症とは写字を除く7つのうち1つ以上が障害されている症状である（杉下，2003）．本研究における"失語症患者"は，言葉でのやりとりに困難がある人として，「言葉を話す（自発話），話し言葉の理解（聴覚的理解），書き言葉の理解（読解），文字を書く（自発書字），いずれかの障害がある人」とした．

　"脳卒中失語症患者"は，「脳梗塞・脳出血・くも膜下出血後に急性期を脱した，言葉を話す（自発話），話し言葉の理解（聴覚的理解），書き言葉の理解（読解），文字を書く（自発書字），いずれかの障害がある人」とした．

## 2 共感

　Joyce Travelbee（1971）は，著書「人間対人間の看護」において，看護場面での同感に着目し，共感と同感とにおける相違点を明確に述べている．共感は同感とは異なり「他人が体験しつつあることを，ただ理解するだけであり，その苦悩を救うために何かしたいという願望はともなわない（p.213）」と述べている．

　本研究では，患者理解を超え，患者の苦悩にアプローチすることに着目しており，共感とは区別してcommunionを位置付けるため，Travelbeeの定義を参考にし，共感を定義することが適切と考えた．

　Travelbeeは共感を「他の個人の一時的な心理状態に入り込んだり分有したりして理解する能力」と「2人もしくはそれ以上の人たちのあいだにおきる体験」としており，本研究における共感は「他者の感情・意思・体験を理解すること」とした．

## 3 同感

　Joyce Travelbee（1971）は，「同感が内に秘めているのは，他人の不幸や苦悩についての本当の関心であり，苦しむ人を援助したいという願いに結びついている」としており，communionが苦悩の共有である（Kari Marie Thorkildsen et al., 2013）ことと類似している．またTravelbeeは，「同感には暖かみとか，行為への衝動があるが，共感にはそれがない．共感的な人は，他人の苦悩を知覚し，その根源をたしかめ，苦悩からおこる行動を予想できる．しかし，同感的な人は，他人の苦悩を感ずるのである（p.212）」と述べており，communionが愛に埋め込まれたもの（Kari Marie Thorkildsen et al., 2013），感情を込めたつながり（Carol Picard, 1997），であることと類似している．Travelbeeは，同感における通俗的な意味の混乱に注意を払い，同一化過剰における看護師の状況理解不足，情の深さや心の優しさなどとの誤った認知などとも区別をしている．本研究には，双方が感情・意思・体験などを

共有していない局面や communion の不成立に，看護における何らかの意味があるのではないかという疑問がある．Travelbee が指摘する同一化過剰や通俗的な誤った認知との区別をしつつ，看護における communion を位置づけることが必要とされた．

　以上により，本研究では，Travelbee の定義を参考にすることが適切と考えた．Travelbee は同感 sympathy を「2 人もしくはそれ以上の人たちのあいだにおきる体験（p. 210）」としており，本研究における communion は同感が体現されたものと考えられた．

　仮構造には，患者と看護師とのあいだに，双方の共感（一方向の破線矢印）が重なった奥行部分を同感（双方向の破線矢印）として，位置付けた．

### 4　communion（交感）

　Martha E. Rodgers（1970）は，物理学の観点から，「環境は，それ自体，電気的な性質をもったエネルギーの場で，人間の場と環境の場は，宇宙と同一の広がりをもつ 2 つの場の概念上の境界をこえて相互作用をおこなっているのである（p. 110）」と述べ，「人間と環境は絶えずお互いに物質やエネルギーを交換している（p. 69）」こと，つまり，人間は「エネルギーを持った場」という開放系だと述べている．患者看護師のやりとりにも，それぞれの場を超えてエネルギーが交換されているありようがある．それは，Martin Buber（1979）が「我と汝」と述べたり，Jean Watson（1988）が「トランスパーソナル（transpersonal，個人を超越した）ケア関係」として着目している．しかし哲学的であり，形而上学的な世界であるとされ，見えにくく，共有されにくいことがある．

　本研究では，個々の看護師が体現しているエネルギー交換を，そこにある意味の見えにくさや他者に伝え共有することの難しさを超えることを目指す．脳卒中失語症患者と看護師とのやりとりは，患者の失語症がゆえに言語の力を阻まれ，双方のエネルギー交換が活用され，双方の身体のありように強く

現れている．Martha E. Rodgers は，「人間を人間たらしめているのはパターンとオルガニゼーションであり，そこには，人間の革新的な全体が反映されている (p.83)」と述べ，「エネルギーの場に意味を付与するのがパターンとオルガニゼーション」としている．本研究では，脳卒中失語症患者と看護師とのあいだにあるやりとりに焦点をあて，この現象の意味導出と構造化をもって他者との共有を目指すため，Martha E. Rodgers の看護論をもとに communion を定義した．

communion（交感）を，「エネルギーを持った場の患者看護師双方が感情－意思－体験を交わし，共有していること」とした．

## 5　看護の機能

本研究における患者は，言語表現が乏しいことや脳卒中後遺症により身体機能に何らかの制限があり，支援をしようとする看護師や周囲の人とのあいだで食い違いが生じやすい．脳卒中失語症患者への看護の機能として，その不一致（ズレ）にアプローチしていくプロセスが重要である．Ernestine Wiedenbach（1964）のニード論は，「看護師の考えたり感じたりすることは，ほとんどが目には見えてこないものであるにもかかわらず，看護の実践のなかで最も重要な意味を持つ部分である (p.22)」とし，看護実践において看護師の知覚が鍵となることを述べている．また「苦悩やフラストレーションに陥ったとき，その感情は，ことばに，あるいはまた声の調子や表情や動作ふるまいなどに表れるもの (p.20)」と，言葉そのもの以外の身体表現に鍵があることを述べている．これらの点から本研究における本定義において，Wiedenbach のニード論が適切であると考えた．彼女が看護の機能として規定している「患者が体験している援助ニードを同定すること」「必要とされている援助を実施すること」「実施された援助が必要とされていた援助であったかどうかを評価・確認すること」の3つの規定に，本研究では「看護師が患者に関心がある」を加えた．脳卒中失語症患者への看護においては，看

護師が患者をより知り理解しようとする能動的な働きがより強く現れるため，「看護師が患者に関心がある」という看護の機能を加えた．

## 6　援助ニード

　援助ニードについて，Ernestine Wiedenbach（1964）は，「個人が求め望んでいる手段あるいは行為であり，個人がそのときの状況にあってもっている要求に対応できる能力をとりもどし，さらにそれを高めていくための力となりうるものである」と述べており，それを参考にした．ただし，「個人が求め望んでいる」という点においては，本研究ではWiedenbachとは異なる視点を持つ．Wiedenbachは，援助ニードについて，患者がそれを自身で捉えていることを前提としている．本研究における援助ニードは，脳卒中失語症患者が援助ニードと捉えていること，また看護師が援助ニードと捉えていることでもなく，「研究者が患者看護師双方のあいだにあると捉えている」ことを前提とした．

## 7　看護のプロセス

　看護のプロセスについて，「患者と看護師とが出会い，看護師が患者の援助ニードを知覚し確かめながら患者とのやりとりを重ね，双方のあいだで信頼が形成されていく過程」とした．看護のプロセスは，患者と看護師とのひとつのやりとり場面で"communion"の展開があるものとした．

## 8　communion（交感）の仮構造

　"communion（交感）"は，"エネルギー"を持った場である患者看護師双方が感情・意思・体験を交わし，共有している現象として患者看護師のあいだに示した．看護師と患者はお互いが双方に向かって"エネルギー"を交換させ，他者の感情・意思・体験を理解しあう．"共感"は「他者の感情・意思・体験を理解すること」とし，図では点線矢印で他者に向かう．それら

"共感"に「他者の苦悩をやわらげたい」という願いが伴うなど，双方の共感における連動が伴う場合には"同感"「他者の感情・意思・体験が交わされていること」とし，図では点線矢印の交わりで示した．

患者の"援助ニード"は「個人が要求したり欲したりする手段または行為であり，それはその人がおかれている状況での要請されていることに立ち向かう能力を回復したり拡大したりする可能性をもつもの」（Ernestine Wiedenbach, 1964）であり，患者の感情・意思・体験のなかに多様に含まれるものとし，図では星印を用いて示した．

"看護の機能"とは，「患者看護師関係において，患者の援助ニードを前提にして，看護師が担う役割や働き」である．「患者が言っていることの内容とその言い方との間の不一致（ズレ）について，また患者が言っていることと患者が言うだろうと看護師が察していたこととの間の不一致について，見たり聞いたりすること」から，患者の援助ニードの明確化が始まる（Ernestine Wiedenbach, 1964）．患者が苦悩するときに寄り添い，双方のあいだに絆を生み，患者が変容し成長するようになると離れていくといったプロセスのなかにあり，図では"援助ニード"（星印）を捉える矢印で示した．

時空間要素は，Martha E. Rogers（1970）の以下仮説「人間と環境は絶えずお互いに物質やエネルギーを交換している」「生命過程は，時空連続体に沿って，あと戻りすることなく，一定の方向に進む」を基に，構造化する上でcommunionに不可欠な要素と考えた．

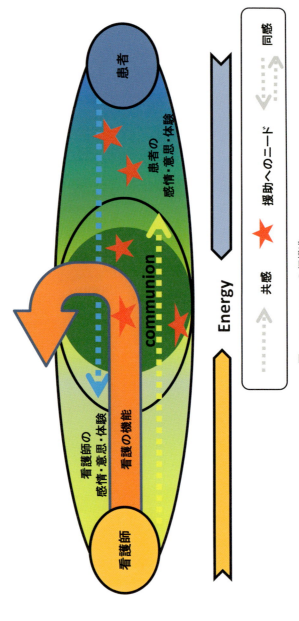

図 communionの仮構造

# 第2章　communionのフィールドワークの相

## I　目的

　脳卒中失語症患者と看護師とのあいだにあるcommunionについて参加観察した場面記述をもとに，communionの経験的構造を明らかにすることとした．

## II　方法

　脳卒中失語症患者と看護師とのあいだにあるcommunionについて参加観察し，各場面を記述解釈し，研究参加看護師へのグループインタビューを踏まえ経験妥当性を高めた．

### 1　データ収集場所
　回復期リハビリテーション病棟．

### 2　研究参加者
　研究参加患者：脳卒中失語症患者（以下，患者）で，研究参加の同意が得られた人であった．患者は，「脳卒中後に失語症があり，麻痺などによる身体機能障害のある，急性期を脱した入院患者」とした．候補となる患者が既に精神科医の診療を受けている場合は，患者－看護師関係における関係構築と関係終了の過程が滞り，発展過程に関するデータを収集することが困難になることが想定されたため，除外した．また，今後その可能性が高いと判断

された場合も除外した．患者の病状の悪化や回復など，研究参加患者としての要件を満たさない場合は，主治医や看護管理者，担当看護師に相談し，適宜データ収集を中断した．患者が研究参加することで，患者あるいは同室者が受ける治療やケアに支障をきたす，患者あるいは同室者の安らぎを損なう，と研究者が判断した場合には研究参加を中断した．また，主治医や看護管理者，担当看護師が判断した場合も同じとした．

　研究参加看護師：研究参加患者の看護に直接携わる看護師（受け持ち看護師）で，研究参加の同意が得られた人であった．

## 3　データ収集方法

1）期間　平成26年11月〜平成27年3月

　修士論文におけるデータ収集状況を参考にすると，回復期リハビリテーション病棟における患者と看護師とのやりとり場面は，理学療法・作業療法・言語療法のスケジュールを除いた時間になり，日中は，食事以外である一定の時間を確保することが難しいと想定された．そのため，データ収集開始時は，研究参加患者を1名のみとし，患者や病棟スタッフの日常の流れとともにデータ収集可能な時間帯が把握できた時点で，次の患者のデータ収集を開始した．研究参加者の回復期リハビリテーション病棟での入院期間が，最長約6か月であることを鑑み，基本的に，患者の入院期間中をデータ収集期間とした．修士論文での活動を踏まえ，1日に収集できるデータは3場面程度になると想定した．1週間に3日間のペースで（研究参加看護師の勤務に合わせて）データ収集を実施した場合，1週間に9場面を収集することが可能であるとした．データの飽和化については，修士論文での結果を踏まえ，研究参加患者4〜5名，約100場面前後が必要と考えられ，機械的に計算すると必要な期間は約11週であった．ただし，研究参加患者の参加・辞退状況，1人目データ収集開始から2人目データ収集開始までの期間などを踏まえ，データ収集期間を，開始から約4〜5か月と想定した．

## 2）研究協力依頼からデータ収集開始までの流れ
### ① 研究協力施設への依頼
　施設の看護部長：看護部長への依頼書と，研究計画書に基づき作成した研究活動希望書と，看護師長・研究参加看護師・研究参加患者から研究協力を得るにあたって用いる依頼書を用いて，研究の趣旨とデータ収集活動の手順や協力をお願いしたいことを説明した．倫理委員会承認後，資料を郵送し，その後直接話を聞く等検討する意向がある場合については研究者の連絡先に問い合わせをお願いするか，資料到着から約1週間を目途に研究者から連絡する際に回答をお願いする旨を，依頼書に明記した．

　候補となる患者が入院する病棟（回復リハビリテーション病棟）の看護師長への依頼書，研究計画書に基づき作成した研究活動希望書と，研究参加看護師・研究参加患者から研究協力を得るにあたって用いる依頼書を用いて，研究の趣旨とデータ収集活動の手順や協力をお願いしたいことを説明した．その際に，データ収集における実際の場面が想定できるように具体的に説明し，現状にそぐわない内容や変更の必要がある内容は，可能な範囲でデータ収集の手順に調整を加えた．

### ② 研究者の準備
　研究者が病棟にいることが，研究者と病棟関係者双方において自然であるように，研究者はナースウエアを着用し，データ収集開始前に1週間程度の実習を行った．

### ③ 研究参加者の選定
　研究参加患者：実習期間中に，病棟看護師長と相談し，候補者となる患者を選出した．選出後，本研究の説明を研究者から聞くことに関する意向を，病棟看護師長から強制的にならないよう研究参加候補患者に確認してもらった．説明を聞く意向が確認できた患者に，研究者が研究の趣旨・概要を説明した．データ収集の内容と手順について詳しく，口頭と文書にて説明し同意を得た．この時点では，診療記録・看護記録等を閲覧し，患者に適したコミ

ュニケーションの形を事前に知ることが不可能であるため，研究の説明と同意の有無を確認する過程では以下の方法を用いた．候補とする研究参加患者が信頼可能な重要他者であり，有効なコミュニケーションパターンに精通あるいはそのスキルを有しており，患者擁護が可能な人として，文書をもって，患者家族に同席を依頼した．患者が発するサインの解釈や研究者の説明伝達において，患者家族に適宜協力を得て連携をとり進めた．

　研究参加看護師：研究参加者となった患者の看護に直接携わる看護師（全て受け持ち看護師）に，本研究の説明を研究者から聞くことに関する意向を研究者が確認した．説明を聞く意向を確認できた看護師に，研究者が研究の趣旨・概要を説明した．データ収集の内容と手順について詳しく，口頭と文書にて説明し同意を得た．

**3）データ収集方法**

a　フィールドワーク

① 参加観察

　平成26年11月～平成27年3月，主に日勤帯，場合によっては深・準夜勤帯に，主に回復リハビリテーション病棟における患者と看護師とのやりとりを参加観察した．観察は，挨拶・検温・食事・移動・移送・清潔・ベッドサイドケア・診療補助の場面などを主に行った．検査や移送など，状況によっては病棟以外の院内に及んだが，記述した場面はなかった．基本的に「観察者としての参加者」の立場をとった．回復期リハビリテーション病棟では，患者によってはケアの多くを介護士が担っていること，また理学療法・作業療法・言語療法などのため，患者と看護師以外の人が居合わせる場面が数多くあることが想定された．そのような場面も，了解を得ながら観察対象とした．患者のもとへ訪れてから去るまでの場面，患者と看護師とのやりとり，①患者の言動（表情，視線，瞬き，顔色，姿勢，重心の位置，身体に抵抗する力，動き方，動きの強さ，動きの勢い，ジェスチャーなど），②看護師の言動（声のかけ方，言

葉の調子・声のトーン，口調，表情，視線，瞬き，顔色，姿勢，重心の位置，身体に抵抗する力，動き方，動きの強さ，動きの勢い，ジェスチャーなど）を観察した．その場や時間の状況（患者と看護師とのあいだの距離，一体感，力動感，音，その環境の構造や物品の配置，病棟や病室の状況，患者の日課，病棟のスケジュール，病棟・病室の状況など）を，記録した．

② 録画

参加観察・解釈が進み，研究参加者との信頼関係が構築された段階に，これまで communion が成立したと確認される場面を選択し，研究参加者の許可に応じて録画した．参加者双方の詳細な身体表現に関する記述（研究疑問1-4）を厳密にする場面に焦点を当てた．録画は基本的に研究者が手動で行った．具体的な録画方法，特に場面，撮影の向きについては，環境や状況に応じて考慮，創意工夫をし，研究参加者・病棟管理者の確認を得た．

③ インフォーマルインタビュー

参加観察の一場面終了毎，かかわり終了した直後など時間を空けずに研究参加看護師へのインフォーマルインタビューを病室外で行った．病室外であっても話す内容が他者に漏れてしまう可能性を想定し，内容は他の患者が聞いても差し支えない内容にとどめた．インタビュー内容は，研究参加看護師が①患者から何をどのようにして読み取っているか，②患者の援助ニードは何か，③患者の援助ニードをどのようにして捉えているか，④患者の援助ニードにどのように対応しようとしたか，などであった．研究者はオープンな態度で臨み，誘導的にならないよう尋ねた．

④ 記録情報

研究参加患者の看護記録・診療記録を閲覧し，患者の背景に関する情報（年齢，性別，疾患名，現病歴と治療経過，既往歴，職業，家族構成など）を患者像を捉える基礎データとして用いた．

b グループインタビュー

① 経験妥当性と有用性の確認

平成27年9月下旬〜10月上旬，研究参加看護師に関する各場面記述と『脳卒中失語症患者と看護師とのあいだにあるcommunionのパタン図』の案について，資料を提示して，研究参加看護師（インタビュー時に異動していた1名を除く）4名からグループインタビューをとおして意見を得た．

グループ編成とグループインタビューの場所や実施日時の決定は，研究参加看護師の都合や繁務状況に応じて行い，研究参加看護師2名から成る，2グループを編成した．グループインタビューの場所は，研究参加者にとって利便性の良い，勤務病棟にある一室を用意した．一回のグループインタビューの所要時間は90分，回数は各研究参加看護師1回とした．

グループインタビューにより，研究参加者から，各場面記述と『脳卒中失語症患者と看護師とのあいだにあるcommunionのパタン図』の案について，感じること考えること，実践を適切によく表しているのか，適切によく表していない場合はどのような表現がより適しているか，実践に役立ちそうか等，構造図の経験妥当性と有用性について意見を収集した．グループインタビューにより得られた意見は，研究参加者の同意のもと，ICレコーダーに録音した．

グループインタビューでは，研究参加者や場の様子（笑い，沈黙，強調など）も，言葉になりえないまでも感じ考えている意見として，参加観察しフィールドノートに記録した．

② インタビューガイド

ⅰ 導入

グループの研究参加者全員が集合した後，研究者が挨拶をした．ICレコーダーを，研究参加者からの全ての音が収録できるように，適切な位置に置いた．

ⅱ グループインタビューの目的説明

研究の目的と枠組みについて説明した後，グループインタビューの目的を説明した．特に，研究参加看護師から，各場面記述と『脳卒中失語症患者と

看護師とのあいだにある communion のパタン図』の案について意見を得ることは，洗練させるために不可欠であること，また得られたデータが本研究の目的である構造図構築において貴重な資料となることを説明した．

iii　グループインタビューの方法説明

　調査内容と方法，所要時間，配慮する内容について説明した．グループインタビューは意思決定をするものではなく，また研究参加者間で一致してしっかりとした最終結論に至る必要もないことを伝えた．むしろ研究参加者による忌憚のない意見を得たいことと，不一致であることが豊富なデータを生みだすことになることを伝えた．また，グループインタビュー中に見聞きした内容について口外しないことをお願いした．

iv　質問の開始

　研究者が作成した『脳卒中失語症患者と看護師とのあいだにある communion のパタン図』の案を，各研究参加看護師に確認してもらった．「パタン図および構成要素の表現について，ご自身の実践経験と照らして感じたり考えたりすることを教えてください」と質問し，自由な意見をお願いした．研究者は，研究参加者の感じるまま考えたままを多く引き出すようにオープンな態度を心がけ，研究参加者の言動を阻害しないようにするとともに，話しやすい雰囲気づくりに努めた．

v　全員が発言したところで，質問の深化

　「実践経験を適切によく表しているか，よく表していない内容はどれか教えてください」と質問し，研究参加者から実践経験を適切によく表している表現が語られないまでも，感じたり考えたりしている内容が話しやすいように工夫した．また「今後，実践に役立ちそうか，あまり役立たない内容はどれか教えてください」と質問し，研究参加者から役立つ表現が語られないまでも，感じたり考えたりしている内容が話しやすいように工夫した．

　研究参加者間で対立や不一致が起りそうな時は，各研究参加者の感情に敏感になりつつ豊富なデータを生みだすように配慮した．

ⅵ　まとめ

　研究参加者の意見について研究者が特に確認したい内容を質問した後，言い残した内容や削除してほしい内容の有無について研究参加者に尋ねた．最後に，研究参加者全員の同意を得て，グループインタビューを終えた．

**4）分析方法**

⑴　録音した内容の逐語録と，研究参加者や場の様子を記録したフィールドノートについて，研究者が気になったこと，関心をもったこと，矛盾した事柄を記した．その後，録音内容を改めて聞き，文脈のなかにあると考えられる部分の本質を抽出した．

⑵　録音した内容の逐語録と，研究参加者や場の様子を記録したフィールドノートの内容について臨床の看護師にとって「実践を適切によく表している」「実践に役立つ」のかどうかという視点から，研究参加者が考えたことや感じたことに関する部分を抽出した．

⑶　研究参加者から「実践を適切によく表していない」「実践に役立たない」と語られた内容を抽出した．

## Ⅲ　倫理的配慮

　本研究において，研究参加依頼から研究実施，研究結果公表時にいたるまで，以下の配慮をもって，研究参加者の基本的人権を保障するように努めた．

　本研究では，研究参加者のcommunionに関する，極めてプライベートな感情に踏む込むことが想定された．さらに，脳卒中失語症という，患者や家族が予測できない困難な状況の最中にあることも想定された．そのような場面に研究者が身を置き，観察，撮影，インタビューなどにより様々な研究行為を行う本研究にとって，研究参加者の人権を保障する倫理的配慮は重要なことと考えた．そのため，研究者は以下のような配慮を講じた．

なお，本研究を開始するにあたり，本研究のデータ収集方法と手順について，千葉大学大学院看護学研究科倫理審査委員会による審査を平成26年10月と平成27年8月に受け，承認を得た．また，データ収集施設の倫理審査委員会による審査を平成26年11月と平成27年9月に受け，承認を得た．

## 1　自己決定の権利の保障

研究の参加，中断，途中辞退は，本人の自由意思によることを強調すると共に，その意思決定に時間を要する場合には，十分な時間を設け，それを保障した．

### 1)患者に対して

患者の意思を尊重することを第一に，基本的に代諾者は立てず，できるだけ候補とする患者に直接アプローチするように努めた．研究参加の依頼は，失語症患者の理解力や表出できる力が日内でも変動しやすいことを考慮し，患者の理解力や状態が比較的良い時かどうか病棟看護師長に確認してから行った．また，患者の権利を十分に保障するために，患者のコミュニケーションパターンを良く知り患者を擁護することができる人として，患者家族に同席をお願いした．

研究参加の同意を得る前に患者の情報を得ることはせず，同意を得る過程で，その患者の理解力や表出できる力などといった点での個別性に応じたやりとりが適宜できるように，具体的なコミュニケーションの手立てとして，話し言葉，書き言葉，表情，視線，ジェスチャー，写真，実物，指差し等，補足するための準備をもって，研究の説明に臨んだ．その際，研究者は用意した文書を読みあげるだけでなく，できる限り多様に準備したそれらの媒体を用いながら，説明と同意の有無について確認する過程を丁寧に行った．

話し言葉：一語一語，ゆっくりとはっきり区切って話す．

書き言葉：漢字，ひらがな，カタカナのいずれかを選んで用いる．

絵・写真：参加観察・録画する場面，カルテを閲覧する場面等の絵・写真を用いる．

実物：研究者が看護師のケア場面を観察録画する様子を演じ，実際の診療記録を開き見る真似をする．

指差し：「はい」「いいえ」あるいは「○」「×」などを表示したものを提示する．

なお，この同意を得る過程には，前述のように，患者家族に同席してもらい，患者のうなづきや瞬きの反応を同意のサインと受けとめてよいか，慎重に確認した．また，研究者の説明方法が患者に伝わりにくいものである場合，わかる範囲で助言してほしいことを依頼した．ただし，患者自身の意向を確認することをねらい，同席者が患者に同意を促したり強制することがないよう，患者の意思表示を援助してもらいたい旨を加えて説明した．患者の同意が得られた場合で，患者が同意書に自身の力で署名ができない場合は，同席者から患者の名前を代筆してもらい，加えて代筆者としての署名（記入例：患者署名欄，千葉太郎，次女，千葉花子代筆）をお願いした．参加者が中断や途中辞退の意思を研究者に伝えにくい場合には，病棟看護師長に伝えてもらうようにした．

## 2) 看護師に対して

看護師の意思を尊重することを第一に，病棟看護師長や他者を介さず，候補とする看護師に直接アプローチするように努めた．まず，候補となる看護師（研究参加の同意が得られた患者の看護にあたる人，主に受け持ち看護師）に，本研究の説明を研究者から聞くことに関する意向を確認した．研究参加の依頼は，看護師のスケジュールや繁務状況を考慮し，相談の上，決定した．看護師が希望する場合は，研究の説明と同意に関する資料を事前に手渡した．参加者本人が，中断や途中辞退の意思を研究者に伝えにくい場合には，病棟看護師長に伝えてもらうようにした．

## 2 不利益を受けない権利の保障
### 1）患者に対して

　研究参加の有無や辞退によってケアなどに影響をもたらすことがない旨を，口頭と文書をもって説明した．録画は，研究参加者へ不自然な影響を与えることを鑑み，充分な倫理的な配慮とともに効率的に実施することが重要と考えられ，研究参加者との信頼関係が構築された段階で開始し，これまでcommunion が成立したと確認される場面を選択した．録画の許可について，信頼関係が構築された段階で改めて説明をされることは，患者と家族にとって新たな負担となることも考えられたため，研究参加時に説明をした．ただし，録画の許可を得ている場合でも録画を開始する直前に改めて，患者に辞退の意向が無いことを，家族同席のもと確認した．

　参加観察・録画において，研究者が観察や録画することが，患者の側に，不安感や見られているといった緊張感や居心地の悪さを与えてしまう可能性があるため，まず最初の１～２日間，看護師のケアに同行することから始め，研究者の存在が患者側に自然なものとなるように努めた．録画は基本的に研究者が手動で行った．具体的な録画方法，場面，固定場所，撮影の向きについては，環境や状況に応じて考慮と創意工夫をし，患者・看護師・病棟管理者の確認を得た．ただし，清潔のケアや排泄のケアなど特にプライバシーへの配慮が必要とされる場面で，録画は行わなかった．参加観察についてもその都度，患者と看護師に許可を得た．また，研究者の存在や言動が患者の安らぎを損ねていると判断した場合や，患者の病状が不安定な場合や疲労がうかがわれた場合には，いったん席をはずし，病棟看護師長や研究参加看護師あるいは病棟配属の専門看護師に報告し，適切な対応について相談した．データ収集をいったん中止した場合は，再開の可否とその時期を，同じく病棟看護師長や病棟スタッフあるいは病棟配属の専門看護師に相談して検討した後，許可を得て再開した．患者のベッドサイドで研究者ひとりでは患者のサインが読み取りにくい場合，何度も患者に尋ねるなどをして不必要な時間を

費やし患者に悪影響をもたらすことを避け，担当看護師にすぐ報告し連携をとった．

　研究者が得たデータを分析・解釈したのち，結果の真実性を得るために患者に確認を求めることが必要と思われる場合でも，その確認のやりとりが，今回の研究参加者としている比較的重度の失語症患者にとっては，自身の失語を改めて思い知ることとなり苛立ちや疲労感を招く危険性があると考えられ，あえて確認は行わず，看護師のみに確認することに留めた．

**2）看護師に対して**

　研究参加の有無や辞退について不利益がもたらされることがない旨を，まず録画以外の内容について口頭と文書をもって説明した．参加観察において，患者とのやりとりを観察することは，看護師の側に看護をしにくい，見られている，評価されているといった緊張感や居心地の悪さを与えてしまう可能性があるため，データ収集を行う1～2日間，看護師の看護に同行することから始め，研究者の存在が看護師にとって自然となるように努めた．録画は，研究参加者へ不自然な影響を与えることを鑑み，充分な倫理的な配慮とともに効率的に実施することが重要と考えられ，研究参加者との信頼関係が構築された段階で開始した．その際改めて，録画について口頭と文書をもって説明し同意を得た．これまでcommunionが成立したと確認される場面で，かつ看護師が許可できる場面に限って録画した．録画は基本的に研究者が手動で行った．ただし，研究参加者の希望に応じ，患者の可動性が限られている場面など必要な場面が固定している場合は，ビデオカメラを療養環境への影響が少ない場所に固定設置することを計画したが，そのようなことはなかった．具体的な録画方法，特に場面，固定場所，撮影の向きについては，環境や状況に応じて考慮，創意工夫をし，患者・看護師・病棟管理者の確認を得た．研究者の存在や言動が看護師に緊張感や負担感を与えていると判断した場合，あるいは病棟看護師長やスタッフが判断した場合には，データ収集を

いったん中止し，再開の可否やその時期を，病棟看護師長や病棟スタッフに相談して検討した．録画については，研究参加者から「緊張した」等の言動があった場合はその場面のみデータを削除した．また，清潔ケアや排泄のケアなど，特に患者へのプライバシーへの配慮が判断される場面では録画は行わず，参加観察においてはその都度，看護師に承諾を得た．

　インタビューにおいて，情動を含めた内容について尋ねることが，看護師の側に心的な疲労をもたらす危険性があるため，その際には無理に話す必要はないことを伝えた．インタビューの実施は，看護師の都合や看護師の繁務状況や業務スケジュールなどを考慮し，看護師が許す範囲で行った．

## 3　研究目的，および研究結果を知る権利の保障

　候補となる研究参加者には，研究者の立場，研究の趣旨，概要と方法，具体的な協力依頼内容，特に，研究者がケア場面を録画することとデータ収集の内容と手順について詳しく，文書と口頭をもって，十分に説明した．すべての研究参加者に，研究者の連絡先を提示しておき，今回の調査に関することや研究全体に対する質問や意見，研究結果を知りたいという要望があれば，わかりやすい形で伝えることを約束した．また，参加者に研究結果を知る希望の有無を確認し，知る希望がある場合には，論文の要約もしくは参加者に該当する部分をまとめた形で，報告することを約束した．

### 1) 患者に対して

　研究者は，可能な限り各患者に適したコミュニケーションの形で行えるよう，媒体等を用いるなどの工夫をして，報告を行うこととした．

### 2) 看護師に対して

　研究者は，研究結果の報告にあたり，看護師が希望する方法（郵送・手渡しなど）を確認した．また，看護師が研究者に確認したい内容がある場合は，

研究者は適宜問い合わせに応じることにした．

## 4　個人情報や個人の機密を保持する権利の保障
### 1）患者に対して

　研究協力の諾否に関する内容について，紹介をお願いする当該病棟の病棟看護師長以外に口外しないことを説明した．今回の研究で得られた情報は，本研究以外の目的で使用せず機密性を保持することを説明した．得られたデータを記述した文書や録画・録音した媒体は，研究者が厳重に保管し，コード化して個人が特定されないように扱い，研究終了後に速やかに廃棄することとした．データ収集時，看護師へのインタビューでの録音・メモは，病室外で機密性を保持できる場所で行った．分析に際し，記述した観察内容の印刷や録音・録画の再生は，データ収集施設あるいは千葉大学内の機密性を保持できる場所で行った．

　研究結果は，施設および個人が特定されない形で博士論文にまとめ，看護系の学会や学術雑誌で公表する可能性があることを説明した．

### 2）看護師に対して

　研究協力の諾否に関する内容ついて，口外しないことを説明した．今回の研究で得られた情報は，本研究以外の目的で使用せず機密性を保持することを説明した．得られたデータを記述した文書や録画・録音した媒体は，研究者が厳重に保管し，コード化して個人が特定されないように扱い，研究終了後に速やかに廃棄予定とした．データ収集時，看護師へのインタビューでの録音・メモは，病室外で機密性を保持できる場所で行った．分析に際し，記述した観察内容の印刷や録音・録画の再生は，研究協力施設あるいは千葉大学内の機密性を保持できる場所で行った．

　今回の研究で得られた情報には，その研究を介した関係ゆえに得られた個人的な内容や感情の部分も多く含まれた．研究参加者である患者と看護師に

とって個別的なものと考えられるものもあった．これらを鑑み，研究参加者に報告する研究結果のうち，各場面記述については各参加者が登場する場面のみ報告し，それ以外の場面記述ついては報告しないこととした．

研究結果は，施設および個人が特性されない形で博士論文にまとめ，看護系の学会や学術雑誌で公表する可能性があることを説明した．

## Ⅳ　分析方法

### 1　観察場面の選択

参加観察した場面のうち，研究参加患者と研究参加看護師とのやりとりが始まり終わるまでの場面を区切りとし，communion 成立例（モデル例）と communion 不成立例（相反例）を選択した．なお，communion 成立不成立の判断は，修士論文「脳卒中失語症患者とケア提供者とのあいだの交感のありよう」（山下，2006）の結果を参考にした．修士論文の結果，communion が成立しているとみなされたカテゴリーは，【患者のサインをつかみケア提供者が患者に添う】【触れられることで通い合う】【身体レベルで了解しつくされている】【発症前からの関係が新たによみがえる】【遊びが生まれる】【ケア提供者が粘り強く患者を探る】【共に時間を過ごす】の7カテゴリーであった．それら7カテゴリーについて，communion の概念における理解を踏まえ，患者看護師双方の側からの表現となるよう修正を加えまとめた．それらA～Dを，本研究における communion 成立の判断基準とした．

A　看護師が患者に視線を合わせ触れ，患者が気づきやりとりが始まっている

B　患者がサインを発し，看護師が気持ちに気づき添っている

C　患者と看護師がタイミングや息を合わせている

D　患者と看護師が時間や場所を共有し，日常の安らいだ感情を分かち合っている

## 2　観察場面の記述解釈

各場面について，以下の内容を記述し，解釈した．

1) 研究参加看護師：研究 ID，経験年数，性別，当該所属場所経験年数，状況，印象．
2) 研究参加患者：研究 ID，年齢，性別，疾患，状況，印象．
3) 観察場面（フィールドノート・録画映像）：場面ナンバー，communion の成立不成立，観察場面のタイトル，患者と看護師のやりとりの場面（患者や看護師の感情・意思・体験を研究者が間主観的に把握した内容を含む），場・時間の状況．
4) 研究参加看護師へのインタビュー（逐語録）：患者の援助ニードについて，読み取り方・捉えた内容とその対応．
5) 解釈：
　① 患者看護師のあいだで communion は成立か不成立か．
　② 患者の何が変化しているか．
　③ この場面で，患者看護師の言動にはどのような特徴があるか．
　④ この場面で，時間や場所にはどのような特徴があるか．

## 3　aフィールドワークの分析方法

場面について，研究参加患者看護師毎，時系列順に，①場面記述，②解釈，③援助ニード，④看護の機能，⑤患者アウトカム，⑥患者－看護師の身体におけるやりとり，を示した．

④看護の機能は，Ernestine Wiedenbach（1964）が規定している看護の機能を参考にして分析した．本研究における患者は，失語症のため言語表現が乏しいことや脳卒中後遺症により身体機能に何らかの制限があり，支援をしようとする看護師や周囲の人とのあいだで食い違いが生じやすい．そのため，脳卒中失語症患者への看護の機能として，その不一致（ズレ）にアプローチしていくプロセスが重要となる．Ernestine Wiedenbach（1964）のニード論

は，「看護師の考えたり感じたりすることは，ほとんどが目には見えてこないものであるにもかかわらず，看護の実践のなかで最も重要な意味を持つ部分である（p.22）」とし，看護実践において看護師の知覚が鍵となること，また「苦悩やフラストレーションに陥ったとき，その感情は，ことばに，あるいはまた声の調子や表情や動作ふるまいなどに表れるもの（p.20）」とし，言葉そのもの以外の身体表現に鍵があることを述べている．これらの点から本研究の看護の機能として，Wiedenbach のニード論が適切であると考えた．Ernestine Wiedenbach（1964）が規定している「患者が体験している援助ニードを同定すること」「必要とされている援助を実施すること」「実施された援助が必要とされていた援助であったかどうかを評価・確認すること」の3つの規定に，本研究では「看護師が患者に関心がある」を加えて分析した．「看護師が患者に関心がある」という看護の機能は，脳卒中失語症患者への看護において，看護師が患者を知り理解しようとする能動的な働きがより強く現れるため加えられた．以上により，看護の機能は，以下A～Dに分類した．

　A　看護師が患者に関心を向けていること
　B　看護師が患者の援助ニードを明確化すること
　C　看護師が必要とされている援助を実施すること
　D　看護師が実施された援助が必要とされていた援助であったかどうかを確認すること

⑤患者アウトカムは，周（2002）の理論にある自我発達の視点を参考に，以下A～Hで示した．
　A　患者は環境と自分自身についての情報を得る
　B　患者は自分自身の状況に気づく
　C　患者は自分自身の状況を伝える
　D　患者は自我の連続性を維持する
　E　患者は自己に肯定の意味を見出す

F 患者は求められた行動に応じる
G 患者は知らなかった自分,知らなかった環境を知る
H 患者は認識が広がり自分自身の力が発揮される

## 4 bグループインタビューの分析方法

1) 録音した内容の逐語録と,研究参加者や場の様子を記録したフィールドノートについて,研究者が気になったこと,関心をもったこと,矛盾した事柄を記した.その後,録音内容を改めて聞き,文脈の本質と考えられる部分を抽出した.

2) 録音した内容の逐語録と,研究参加者や場の様子を記録したフィールドノートについて,構造図が臨床の看護師にとって「実践を適切によく表している」「実践に役立つ」のかどうかという視点から,研究参加者が考えたことや感じたことに関する部分を抽出した.

3) 「実践を適切によく表している」という視点で抽出した内容をもとに,フィールド結果による場面の記述解釈分析内容を修正した.

# V 結果

## 1 研究参加患者と研究参加看護師の概要

| 患者 | A 40代前半男性 | B 60代前半男性 | C 60代前半男性 | D 60代後半男性 | E 30代後半女性 |
|---|---|---|---|---|---|
| 看護師 | 男性<br>看護師15年 | 女性<br>看護師20年以上 | 女性<br>看護師20年以上 | 男性<br>看護師2年目 | 女性<br>看護師20年以上 |
| 病名 | 水頭症,脳挫傷,急性硬膜下血腫,急性脳腫脹,外傷性くも膜下出血,左側頭骨骨折 | 脳梗塞 | 脳梗塞 | 脳梗塞 | 脳出血 |
| 主な症状 | 右片麻痺<br>左半側空間無視<br>疼痛 | 左片麻痺<br>左顔面麻痺中等度<br>左半側空間無視 | 右片麻痺(上肢重度,下肢中等度) | 右片麻痺<br>嚥下障害<br>右半側空間無視 | 左片麻痺(重度)<br>構音障害<br>高次脳機能障害 |

| 観察開始時の失語症の状態 | 聴理解可能. YESNO確実. 発話なし. | 自発語殆どなし. 非流暢. 復唱不可. 書字(住所名前)可能. 聴理解可能. 読字不可. | 重度. 短文レベル理解可能. 発話より書字が有意味語多い. YESNO確実性向上. 時間管理可能. | 重度. 単語レベル復唱可能. 発話なし. | 中等度. 物品呼称比較的良好. 文章理解低下著しい. 固執による指示入り困難あり. 保続あり. |
|---|---|---|---|---|---|
| 発症から回復期リハビリテーション病棟入院迄の期間 | 約8か月半 | 約40日 | 約40日 | 約60日 | 約50日 |
| 観察期間 | 67日 | 79日 | 68日 | 23日 | 13日 |

## 2 aフィールドワークの結果

フィールドワークの結果を,患者毎(患者アルファベット順)に,概要,観察場面(時系列順)を示す.【 】には,【患者アルファベットと場面番号 communion成立不成立 場面のタイトル】を示した.場面毎に,communionの成立基準,①場面記述,②解釈,③援助ニード,④看護の機能,⑤患者アウトカム,⑥患者─看護師の身体におけるやりとりを示した.⑥患者─看護師の身体におけるやりとりは,communionのパタンと合わせて示した.communionが成立したパタンには,●印の後に,患者と看護師とのあいだで共有されたものを加えて示した.

**1) AさんとA受け持ち看護師**(本文中ではA看護師と略す,以下同)
概要:

Aさんは,路上で倒れているところを発見され,急性期病院に搬送された.搬送時は,JCS10,左急性硬膜下血腫,くも膜下出血,頭蓋骨骨折があった.血腫の増大や水頭症や感染などを併発し,血腫除去術や頭蓋骨形成術,VPシャント術を受け,発症から約8か月半後に,回復期リハビリテーション病棟に転院した.転院当初,失語症と右優位の四肢麻痺があった.入院時は,

理解・表出ともに大きく障害されており，全失語と考えられていた．入院時の標準失語症検査では，「理解は単語レベルでも困難であるが，状況理解が良好であり，日常生活では周囲の反応や相手の表情を見て単語レベル以上を理解している印象．表出は単語レベルでも困難で，系列語（1.2.3.4.など）や自動言語（よいしょ，それ，など）の表出は保たれている．コミュニケーション能力は高く，他者との関わりは積極的に可能であるが，拒否の反応の表出が難しいためストレスの蓄積が懸念される」と記録されていた．Aさんは独身，大学卒業後就職，仕事は休職中であった．母親が週に3～4回程度見舞いに訪れ，身の回りの世話をしていた．

　観察2日目〈A1〉は，Aさんが回復期リハビリテーション病棟に入院し4か月が経過した頃で，状態が安定し，ステーション前の病室からステーションから一番離れた病室に転室をした時だった．Aさんの母親も医療者も「(Aさんが)ここまで良くなるなんて」と回復を喜んでいた．Aさんは，理学療法・作業療法・言語療法を処方されており，1日のうち食事や入浴以外のほとんどの時間，訓練室で訓練を受けていた．Aさんは，体動時や起床時，歩行開始時に，右半身の痙性痛が強くあり，骨格筋弛緩剤が調整されていた．

　Aさんは，病棟では車いす移動をしており，杖歩行は理学療法の時間にのみ行っていた．観察9日目，A看護師は「病室から食堂まで杖歩行」することをAさんに提案した．観察14日目〈A2〉，看護師のチームカンファレンスで，他入院患者との衝突の危険が危惧され，「毎食時，デイルームから食堂まで杖歩行」に計画が変更された．その計画が進み，〈A3〉外泊に至った．外泊からの帰院時は，Aさんは両親に見守られ，病院エントランスから病室まで杖歩行で戻った〈A4〉．外泊では，夜間の失禁が心配されていたが，Aさんは失禁なく過ごせ，成功体験となったようだった．家族はトイレ介助の負担を知り，家屋改修の必要性を現実的に知る機会になった．A看護師は，「(Aさんは)お母さんといるとき，(以前は)あんな顔しなかったのに，もっとツンとしていて．家に帰って母の偉大さに気づいたかな」とAさんの変化

を捉えていた．Aさんは，退院後は実家で暮らし，近くの施設に通所することで，調整がされていた．

観察25日目〈A5〉，Aさんはデイルームから食堂までの杖歩行に安定を見せるようになっていた．A看護師は車いすからベッドまでの移乗についても見守りが不要になるように，Aさんの自立度を評価し記録していた〈A6〉．観察35日目〈A7〉は，受け持ち看護師はAさんのベッド移乗を見守り，翌日〈A8〉は，ベッドサイドの床に設置してあったコールマットを除去し，介助が必要な時にAさんからコールしてもらうように説明した．観察59日目〈A9〉，Aさんは病室から食堂までの杖歩行も自立となった．

以下，観察場面である．一場面の所要時間は約1〜10分であった．

## 【A1 communion成立　看護師が患者の意向を尋ね，患者は意向を表し，双方がその意向を共有する】

**communion成立基準　A**　看護師が患者に視線を合わせ触れ，患者が気づきやりとりが始まっている

**communion成立基準　B**　患者がサインを発し，看護師が気持ちに気づき添っている

① **場面記述（約5分）**

　　Aさんが，6人部屋奥の窓際ベッドサイドで床頭台に向かって車いすに座っているところ，A看護師が訪れる．A看護師がAさんの車いす右側にしゃがみ込む．A看護師が，真ん中ベッドのカーテンを背中にしAさんに声をかけると，Aさんは，肩をすくめ首を垂れ座ったまま，A看護師に目をやり，二人がじっと眼を合わす．A看護師が，双方の前額部がつくかつかないかまで顔を寄せてから離す．A看護師が，床頭台から本日の訓練時間が書かれたA5用紙を取り，Aさんの胸元前あたりで見せ，「今日，歩こうか」と声をかけると，Aさんは動じず，それまで開けていた眼をつぶる．A看護師が，「なんで，眼，閉じるの」と言い，車いすのアームレストに載ったAさんの右肘をポンと触る．A看護師が，Aさんの訓練時間が書かれた用紙を左手で持ち，用紙の上から右手第二指で指さしながら，

「今日，ここ（11時20分〜12時00分言語療法）と…，ここ（15時10分〜16時10分作業療法）の…，間，ここ（言語療法と作業療法の間あたり）でどう？」と言った後，目線を用紙からAさんの顔に移すと，Aさんは訓練スケジュールを見ており，すぐに，左手第二指で用紙の『15時10分〜16時10分』の下あたりを指す．A看護師が「ここ？（一日の訓練が全て）終わってから？」と言うと，すぐさま，見ていた用紙から眼を外し，Aさんの顔を下から覗き込みながら，「が，いいの？」と尋ねる．Aさんは，『うんうん』と言ったように二回頷くと，A看護師も，「わかった．じゃあ終わってから歩こうか」と言い，『うんうん』と言ったように二回頷く．そして，A看護師が立ち上がり，Aさんの右肩を両手で包むように『ポンポン』と軽く叩きながら，Aさんの右横をすり抜け立ち去る．〈観察2日目〉

② 解釈

　A看護師はAさんに病棟での杖歩行について意向を確認する．A看護師はこれまでAさんが理学療法の訓練において4点杖で歩行や階段昇降を実施していることを知っていた．A看護師は，データ収集を終えたときのインタビューで「あんまりおしり叩くタイプじゃないから（中略）でも納得してやってもらわないと，やらされてる感がでちゃうから…まあ，本人が仕方ないにしても，ある程度納得してやってもらいたいなあ（中略）できるだけやっぱり，ちょっと，う〜ん．相手の意思を尊重したいっていうのはありますよね…」と話しており，新たな獲得に向かっているAさんの意思決定を尊重することを重視していた．

　A看護師がAさんの下向きの視界に入り，双方の視線が合い，やりとりが始まる．AさんはA看護師による歩行の提案を受け入れ，A看護師はAさんによる歩行時刻の意向を受け入れ，双方が意向を共有し，了解をもとに1日が始まる．この場面では，援助ニードを明確化し，看護方針を焦点化する機能があり，患者は主体的な意思決定に至っている．

③ 援助ニード

　患者が意思決定のもとに新たな獲得をする

④ **看護の機能**
　A　看護師が援助ニードを明確化すること
⑤ **患者アウトカム**
　C　患者は自分自身の状況を伝える

| communion のパタン | ⑥　患者―看護師の身体におけるやりとり |
|---|---|
| 患者看護師双方が知り合い，向き合おうとしている | 看護師が患者の視線よりも下に座り込み態勢を低くすると，患者の下向きの視界に看護師が入り，患者は視線だけやや上向きに看護師へと移す<br>看護師が車いすに座っている患者の前額部につくかつかないかまで前額部を寄せて離す |
| 患者看護師が向き合っている | 患者看護師双方の視線が合う<br>看護師が自身の前額部につくかつかないかまで寄せて離す |
| 患者看護師双方が患者の援助ニードに関心を向ける | 看護師が患者の視界に入るように訓練スケジュールを指で差し示すと，患者はそれまで開けていた眼を閉じ，看護師が患者の麻痺側肘部をポンと叩く |
| 看護師が患者の援助ニードにアプローチし，患者が応じる<br>●患者の意向 | 看護師が訓練スケジュールを患者の胸元前あたりで見せ指差しながら尋ね患者の顔を見ると，患者は訓練スケジュールを見ており，すぐに希望時間を指差す<br>看護師が患者の顔を覗きこみながら声に出して確認すると，患者が『うんうん』と言ったように二回頷き，看護師も『うんうん』と言ったように二回頷く<br>看護師が患者の両肩をリズム良く軽く叩き患者の傍を離れ，患者は病室に残る |

## 【A2　communion 成立　患者が看護師の挑発をかわし，いざとなると二人がタイミングを合わせて歩き出す】

communion 成立基準　C　患者と看護師がタイミングや息を合わせている

① **場面記述（約10分）**

　　昼食前，Aさんが，ベッド向かい側の患者が車いすで進む後ろに続き，病室から食堂方面に車いすを漕いでいる．A看護師が，ステーション前あたりでAさんの前で前傾姿勢になり，右手で杖を持つ仕草を見せ，「待ってますよ」と『にやり』としてからAさんの前にまっすぐ立つ．するとAさんは，肩をすくめるようにしながら顔を左斜め下に数センチ振り，小さな声で「いやです」と呟き，A看

護師が「ん？がんばれそうです？」と，再び前傾姿勢をとる．

　Aさんが，車いすでステーション前を横切り，デイルーム中央の円柱に向かい，円柱の前に設置されてある四点杖の右横に，車いすの左側アームレストが来るように，車輪を10センチ程度前後に動かしながら微調整する．Aさんが，円柱外周を囲む手すりを左手で持ち，右手を左大腿にのせ，デイルームの対角線上前方奥角にある大型テレビに視線を伸ばす．A看護師が「行く？」と問うも，Aさんは動じず，A看護師が「なんすか？そのかけひき」と苦笑いし，双方が顔を見合わせた後，A看護師はAさんの後方，食堂側へ向かう．

　Aさんは，右手の甲部を左大腿前面中央に当て，上から左手掌で押しつけて，右手関節を伸展させる．左手の掌部を1センチ程度ずつ右手指先端に移しつつ押しつけては離し，左大腿部上にのせた右手第一指を左手でつまんだりしている．別のスタッフが，「もうごはんきたよ」とAさんに声をかけにくる．5メートル後方で見ていたA看護師がAさんの右背後から近寄り，Aさんは，A看護師を見やり，杖を持って立位になり，双方が一緒に歩行を始める．〈観察14日目〉

② **解釈**

　A看護師がAさんを杖歩行に誘うと，Aさんは身体を背け，杖歩行について「いやです」と言葉で伝える．しかしA看護師はAさんに，Aさんの否定的な返事を肯定的なメッセージとして捉えたことを伝える．A看護師は，Aさんの意思より訓練を優先したのではなく，Aさんの言葉が裏腹であることをよくわかっていた．A看護師はAさんを多義的に理解しており，Aさんがその気になるまでのタイミングを見計らっていた．

　独りになったAさんは，麻痺した右手を健側の左手と左大腿部との間に挟んで，意図的に動かし，自身の身体と向き合う．Aさんはセルフケアをし，主体的に対処して，準備を整える．

　Aさんから距離を置き見ていたA看護師が，食事到着と同時に杖歩行開始のタイミングを推し量り，Aさんに近寄る．AさんはA看護師が傍にいることを見て反応し，杖を持って立ち上がり，杖歩行自立という目標に向けてA看護師と一緒に歩き出す．

③ **援助ニード**

患者が看護師と一緒に短距離の杖歩行をする
④ **看護の機能**
   B 看護師が必要とされている援助を実施すること
⑤ **患者アウトカム**
   F 患者は求められた行動に応じる

| communionのパタン | ⑥ 患者－看護師の身体におけるやりとり |
| --- | --- |
| 看護師が患者の援助ニードにアプローチし、患者が応じない | 患者が車いすを漕ぎ、看護師が患者の前で前傾姿勢になり杖を持つ仕草を見せ、『にやり』とする<br>看護師が患者の前にまっすぐ立つと、患者が肩をすくめ、顔を斜め下に数センチ振る<br>看護師が再び前傾姿勢をとり、患者が歩行開始場所に向かう<br>看護師が手すりに添わせ車いすをつけると、患者が手すりを健側の手で持つ<br>患者が麻痺側の手を大腿部に載せ、視線を移し、看護師が苦笑いする |
| 患者看護師が向き合っている | 患者と看護師が顔を見合わす |
| 患者看護師が向き合っていない | 看護師が患者の後方に離れ患者を観ており、患者が麻痺側の手を健側にあて伸展させ、健側手で麻痺側手指を押しては離し、健側手指で麻痺側手指をつまむ |
| 看護師が患者の援助ニードにアプローチし、患者が応じる<br>●患者の杖歩行への挑戦 | 看護師が患者の麻痺側背後から近寄ると、患者が看護師を見やり、杖を持って立位になり、双方が一緒に歩き始める |

【A3 communion成立 患者が訓練を終え戻り、看護師は患者に触れねぎらう】

communion成立基準　A　看護師が患者に視線を合わせ触れ、患者が気づきやりとりが始まっている

communion成立基準　D　患者と看護師が時間や場所を共有し、日常の安らいだ感情を分かち合っている

① **場面記述（約1分）**

　午前中，Aさんが訓練室から帰棟し，デイルームからステーションの方向に車いすを漕いでいる．Aさんのちょうど左側にある多床室から，感染対策用のビニールエプロンとビニール手袋を身に着けたA看護師が勢いよく出てくる．そのタイミングで，ちょうどAさんが廊下の真ん中を車いすで通りすぎようとしている．Aさんに気づいたA看護師が，Aさんの背部からAさんの両肩を両手で触れながら「おかえり！」と伝えると，Aさんは眼球だけを少し上に向けた程度で「ん」と言いながら『コク』と頭を下げる．A看護師はすぐさま，多床室向いの準備室に入り，物品を探している．Aさんはそのままの動きと表情で車いすを進める．
〈観察15日目〉

② **解釈**

　A看護師は自身のすべきことに急ぐことなく，訓練から戻ったAさんに関心を寄せ，Aさんの努力を推し量り，肩に触れ，ねぎらいを伝える．するとAさんは，「ん」と言いながら頭を下げる．A看護師は触れられたAさんの言動に肯定の意味をもたらしており，Aさんは A看護師を自身の奮闘や努力をわかってくれる人として認めているようである．

③ **援助ニード**

　患者が自身の奮闘と努力を他者と共有する

④ **看護の機能**

　B　看護師が必要とされている援助を実施すること

⑤ **患者アウトカム**

　E　患者は自己に肯定の意味を見出す

| communionのパタン | ⑥　患者－看護師の身体におけるやりとり |
| --- | --- |
| 患者看護師双方が知り合い，向き合おうとしている | 患者が車いすを漕いでいると，看護師が病室から廊下に勢いよく出てくる<br>患者が廊下の真ん中を車いすで通りすぎようとしていると，看護師が患者の横から声をかける |
| 看護師が患者の援助ニードにアプローチし，患者が応じる | 看護師が患者の背部から患者の両肩を両手で触れ，患者は眼を少し上に向けた程度で『コク』と頭を下げる |

| | |
|---|---|
| ●患者の奮闘と努力 | |
| 患者看護師それぞれが前進する<br>●患者の奮闘と努力 | 看護師はすぐさま準備室に入り物品を探し，患者はそのままの動きと表情で車いすを進める |

## 【A4　communion 成立　看護師が外泊から戻った患者を歓迎し，患者が満たされた顔をみせる】

communion 成立基準　A　看護師が患者に視線を合わせ触れ，患者が気づきやりとりが始まっている

① 場面記述（約3分）

　　Aさんが外泊から戻り，病室前でステーションと反対側に向き車いすに座っている．母親と父親が傍におり，母親がステーションに挨拶に行くよう「挨拶にいかなきゃだめよ」とAさんに促している．Aさんは車いすを右回りに方向転換しようと上半身を前傾させながら手足で車いすを漕いでいる．Aさんの車いすの方向がステーション側に向いたところで，A看護師がステーションから大股でどんどん歩いてきて，3メートル程度まで近づいたところでAさんと視線が合う．A看護師は笑顔になり，脊柱が伸び『おっと！』というように驚いた動きをし，その場所の洗面台でさっと洗面台の影に身を隠す素振りをする．そして1秒もしないうちに，改めてAさんに近寄る．Aさんから1メートル程度前あたりで，A看護師が立ち止まり，両足を揃え，両手を両大腿側面に手先を揃えて「おかえりなさいませ」と言いながら，上半身全体を使って頭の位置が10センチ程度下がるくらいにお辞儀をする．Aさんは車いすの左ハンドリムを左手で持ち左前傾に傾いた上半身から顔だけ正面につきあげ上目遣いで見上げ，「あ～はい」と満たされた笑顔で言い，『コクッ』と頭を少し下げ，『にやり』とし，視線を横にはずす．A看護師がAさんに近づき，Aさんの顔とA看護師の顔とのあいだの距離は30cmの間隔で，位置が水平になる．双方の目線が合うと，A看護師が「夜，上手くいったらしいですねえ」と声をかける．Aさんは「あ～はい」と『コクッ』と頷く．〈観察17日目〉

② 解釈

　　Aさんが外泊から病棟に戻る．A看護師は，笑顔とユーモア，丁寧な挨拶

など，全身でAさんを歓迎する．Aさんも笑顔とお辞儀，にやつきで応じる．A看護師はAさんに開かれており，自然とAさんもA看護師に開いていく．A看護師はAさんの持っている力を知り，いつもはあまり笑わないAさんも新しい生活に向けて自信を持ったようで満たされた笑顔で応える．この場面は，外泊がAさんの潜在力の発現の機会となり，Aさんの新たな獲得を確認できた場面である．

③ **援助ニード**

患者が看護師と回復を共有する

④ **看護の機能**

C 看護師が実施された援助が必要とされていた援助であったかどうか確認すること

⑤ **患者アウトカム**

G 患者は知らなかった自分，知らなかった環境を知る

| communionのパタン | ⑥ 患者－看護師の身体におけるやりとり |
|---|---|
| 患者看護師双方が知り合い，向き合おうとしている | 患者が車いすの方向を病室側からステーション側に向け，看護師がステーションから大股でどんどん歩いてくる |
| 患者看護師が向き合っている | 看護師が近づいたところで患者看護師双方の視線が合う |
| 看護師が患者へのアプローチをやめる | 看護師が笑顔で脊柱が伸び『おっと！』というように驚いた動きをし，洗面台の陰に身を隠す素振りをする |
| 看護師が患者の援助ニードにアプローチし，患者が応じる<br>●患者の外泊成功における歓喜 | 看護師が改めて患者の1メートル程度前まで近寄り立ち止まり，足を揃え両手を両大腿側面に手先を揃えて上半身全体を使って頭の位置が10センチ程度下がるくらいにお辞儀をすると，患者が顔だけ正面につきあげ上目遣いで見上げる<br>患者が満たされた笑顔で『コクッ』と頭を少し下げ，『にやり』とし視線を横にはずすと，看護師が患者との顔の距離が30cmの間隔で，位置が水平になるように近づく<br>患者看護師双方の目線が合い，患者が『コクッ』と頷く |

【A5 communion 成立　患者は自ら立ち，看護師は追いかけ，歩く患者を

見守る】
**communion 成立基準　B　患者がサインを発し，看護師が気持ちに気づき添っている**

① 場面記述（約10分）

　　Aさんは病室から出て廊下を車いすで移動する．食堂では，ほとんどの人に配膳がされている．Aさんは食堂を左に見やり，速度を維持したまま，デイルームの円柱へと向かう．Aさんの四点杖は食堂入口壁側にある．Aさんは車いすの左車輪が円柱に添うように止めたと同時にブレーキを止める．Aさんは足を下ろし，待つことなく，左側にある手すりを握り，立ち上がる．Aさんが立位をとった時点で，A看護師が四点杖を左手に持ち，足早に近寄り，「声かけてくださいよ〜」とAさんの前に立つ．Aさんは動じず，渡された杖を持ち，そのまま方向転換し，食堂方向へ歩き始める．A看護師は，その動きを1メートルほど外回りで見て，「完全にこれ（食堂までの杖歩行）は定着しちゃったね」と声をかける．A看護師は，Aさんの左側後方50センチほど離れたところで見ている．Aさんは食堂方向を見て，一足弱の足運びで進む．Aさんが食堂席まであと2メートル程度のところで，A看護師が先に行き，食堂席の椅子を右45度程度斜めに開いて引く．Aさんが椅子とテーブルの間に身を入れると，A看護師が椅子を擦るように押す．Aさんは椅子の位置と顔を左側に向け，左側の肘掛を握り，ゆっくりと膝関節を屈曲させようとする．Aさんの殿部が座面に着くまであと10センチ程度というところで，A看護師がAさんの脊柱あたりを支えるように右手で触れ，Aさんが座るまでAさんの背中を右手掌で支え，「このくらいで（椅子の位置は）いい？」とAさんに尋ねる．Aさんは座り終え，『コク』と頷く．〈観察25日目〉

② 解釈

　Aさんは，テレビを視聴しており夕食の配膳が始まっても食堂に現れない．A看護師は，Aさんの病室前で黙って立っている研究者を見てAさんが病室内にいることを確認し，Aさんを呼びに訪れる．Aさんは歩行開始場所に通常より遅れて訪れ，A看護師不在のまま立位をとると，A看護師が「声かけてくださいよ〜」と残念そうに伝える．Aさんが杖歩行を開始し椅子に座るまで，A看護師はAさんの動きに合わせて援助をしながら，Aさんの力と現状を照らし合わせる．そしてA看護師は，杖歩行の成果が現れていることを

Aさんに伝える．するとAさんはその言葉に応えるように難なく歩き終え，座る．

③ **援助ニード**

　患者が独りで杖歩行をする

④ **看護の機能**

　A　看護師が援助ニードを明確化すること

⑤ **患者アウトカム**

　C　患者は自分自身の状況を伝える

| communion のパタン | ⑥　患者－看護師の身体におけるやりとり |
|---|---|
| 看護師が患者の援助ニードにアプローチし，患者が応じる<br>●患者の杖歩行自立 | 患者が車いすで移動し食堂を左に見て，車いすを止め，足を下ろし，手すりを握り立ち上がると，看護師が足早に近寄り患者の前に立ち，患者は渡された杖を持ち，方向転換し歩き始める |
| 患者看護師が向き合っていない | 看護師が1メートル離れたところで患者を見ており，患者は進行方向を見る<br>患者が一足弱の足運びで進み，看護師が患者の先を行く |
| 看護師が患者の援助ニードにアプローチし，患者が応じる<br>●患者の杖歩行自立 | 看護師が椅子を右45度程度斜めに開いて引き，患者が椅子とテーブルの間に身を入れる<br>看護師が椅子を擦るように押し，患者が椅子の位置である健側に顔に向け，健側の肘掛を握る<br>患者がゆっくりと膝関節を屈曲させ，看護師が患者の脊柱あたりを支えるように右手で触れ，患者が座るまで背中を右手掌で支え，患者は座り終えると『コク』と頷く． |

**【A6　communion 成立　看護師が患者の進路にあえて立ちはだかり，患者は看護師にあえてぶつかる】**

**communion 成立基準**　D　患者と看護師が時間や場所を共有し，日常の安らいだ感情を分かち合っている

① **場面記述（約5分）**

　　朝食後，Aさんは食堂から円柱まで杖で歩き，スタッフから「外泊がんばって」「ひげそりして男前に」と声をかけられている．Aさんは車いすで食堂からステ

ーション前を通り過ぎ，病室側に向かっている．洗面台では他の患者が歯磨きをしている．A看護師がAさんの進行方向におり，洗面台の後ろ1メートル程度，廊下中央で，Aさんのいる方向に向き，手を腰に組み，両足を肩幅程度に広げ立っている．Aさんは，A看護師が立っている場所よりやや右側を進んでいる．Aさんは，A看護師が立っている場所から2メートル程度前あたりで車いすの進行方向をやや左側に向け，ゆっくりとA看護師にぶつかる．A看護師は顔をAさんに向けたまま，右足を軸にして，左膝関節を90度程度屈曲，左股関節90度程度屈曲させ，時計回りで半回転する．A看護師は，顔は笑顔で，背部と殿部をAさんに向かせた．Aさんはゆっくり前進し，A看護師を右横にして通り過ぎようとする．A看護師が「(歯ブラシとコップを) テキサス (Aさんが着用しているトレーナー胸元の文字) まで取りにいってください」と下向きで声をかける．Aさんは「ふふふ」と笑いながら通り過ぎる．〈観察28日目〉

② **解釈**

　A看護師はAさんの進路に立ちはだかり，静かに通り過ぎようとするAさんに関わろうとしている．A看護師のAさんへの関心がうかがえる．それに応えるようにAさんもA看護師に近寄り，双方のあいだの距離を物理的に縮める．二人のあいだには関わろうとする双方への関心がある．また，A看護師がユーモアで笑いをもたらしており，いつもはあまり表情を変えないAさんがその人らしい豊かな感情を発露させている．

③ **援助ニード**

　患者が看護師と遊びを共有する

④ **看護の機能**

　B　看護師が必要とされている援助を実施すること

⑤ **患者アウトカム**

　D　患者は自我の連続性を維持する

| communionのパタン | ⑥　患者―看護師の身体におけるやりとり |
|---|---|
| 看護師が患者の援助ニードにアプローチし，患者が応じる<br>●遊び | 患者が車いすで病室に向かうと，看護師が腰に手を組み，両足を肩幅程度に広げ立っていると，患者が看護師に向かってやや右側を進み，看護師がいる場所より2メートル程度前で左側に進み，車いすでゆっくりと看護師にぶつかる |

| | 看護師が顔を患者に向けたまま右足を軸にして半回転し，笑顔で背部と臀部を患者に向けると，患者はゆっくり前進し看護師の横を通り過ぎようとすると，看護師が下を向き，声をかけ，患者が笑いながら通り過ぎる |
|---|---|

## 【A7　communion 成立　患者と看護師が歩きながら，双方のあいだを縮めたり離れたりさせる】

communion 成立基準　B　患者がサインを発し，看護師が気持ちに気づき添っている

communion 成立基準　D　患者と看護師が時間や場所を共有し，日常の安らいだ感情を分かち合っている

communion 成立基準　C　患者と看護師がタイミングや息を合わせている

① **場面記述（約5分）**

　　昼食後，Aさんが食堂自席を立ち上がり，他スタッフがAさんの右側に立ち椅子を右横にスライドしたところでA看護師が「あ，替わります」とAさんの背後に近寄る．Aさんがゆっくりと右後ろに方向転換し，A看護師は腰背部で手を組み，Aさんの進行方向2メートル先の右側に立っている．Aさんは，目線はやや下向きで，眼はキョロキョロと動かし，口元は緩んだまま，一足ずつ歩み，右側に立つA看護師に近寄り，10センチ程度まで顔を近づける．A看護師が「近い」と言うと，Aさんは視線を合わせず『にやっ』と笑い，やや左側，食堂出入口方向に進み始める．A看護師はAさんに顔を近づけたまま，右横をついていくように，「ひげが伸びてる」と声をかけ，1秒待ち「剃りましょうよ」と言い，1秒待ち「お願いしますよ」と言う．するとAさんは歩きながら「いやです」と『にやり』としながら答える．周囲のスタッフがクスクスと笑う．Aさんは食堂入口に差し掛かり，左側，病棟出入口の平行棒の前にある車いす方向に足先を向ける．A看護師がAさんの後ろからついて歩きながら，Aさんの上衣のめくれている腰部分をつかみ殿部方向にひっぱり，ポンポンと整える．A看護師がAさんの右横から1メートル前に回り込み，Aさんの胸元あたりを見て「なんかこのトレーナーばっかりですね！」と声をかける．Aさんが微笑み，A看護師は「洗ってますかあ？」と声をかけながら，鼻をAさんの右肩から5センチ程度まで近づけ，匂いを嗅ぐ．Aさんはそのまま進み，A看護師が「セーフかな」と話す．Aさんは

そのまま平行棒前まで一歩一歩，平行棒前に設置してある車いすに向きあうところまで進む．Aさんは車いす座面の前で，両方のフットレストのちょうど真ん中に四点杖を置き，杖を一歩ずつ3段階で車いす左前まで動かしターンする．その間，A看護師はAさんの足運びを車いすの左側で見ている．Aさんが，杖から手を離し，車いすの左アームレストを左手で握り，車いす座面に殿部が着いたと同時に，A看護師が車いす左手前にある杖の持ち手をつかみ「はい！おつかれさま」と言いながら去る．A看護師は，食堂から出てきた別の患者のもとへ足早に向かう．車いすに座ったAさんはデイルームの平行棒前で取り残される．〈観察35日目〉

② **解釈**

　昼食後，Aさんが立位をとる様子を傍にいた他の看護師が見守っていたところ，A看護師がそれに気づき，交代を申し出た．Aさんの傍にいた看護師が去ると，A看護師がAさんの背部から近づき，AさんはA看護師と視線を合わせないものの，A看護師が傍で見守っていることを察知した．Aさんは支えを机から杖に替え，歩き始める．A看護師はAさんの集中を妨げないように配慮しているためか，Aさんの動きに合わせて立ち位置を変えながら，黙って見つめている．その沈黙を破るかのように，AさんはA看護師との間の距離を狭める．Aさんは『必要以上に近づく』という動きを普段から行っており，A看護師も予測していたかのように動じない．その動きは双方に遊びと笑いと親近感をもたらしている．Aさん自ら緊張を破り，杖歩行に対する自信と余裕をみせる．A看護師もAさんの動揺を誘うかのように，歩行とは関係ない話題をAさんに持ちかける．Aさんは反応したり乱れることなく歩容とペースを保つ．A看護師もそれに合わせるように，終盤は最初の緊張感を取り戻す．Aさんが車いすに座ると，A看護師がAさんに労いを伝えるやいなや他者の援助に急ぐ．Aさんが取り残される様子は，Aさんに杖歩行時のみ援助ニードがあることを示している．

③ **援助ニード**

　患者が看護師と一緒に杖歩行をする

④ **看護の機能**
　B　看護師が必要とされている援助を実施すること
⑤　**患者アウトカム**
　F　患者は求められた行動に応じる

| communionのパタン | ⑥　患者－看護師の身体におけるやりとり |
|---|---|
| 患者看護師双方が患者の援助ニードに関心を向ける | 患者が席を立ちあがり看護師が患者の背後に近寄ると，患者がゆっくり右後ろに方向転換し，看護師が腰背部で手を組み患者の2メートル先に立つ |
| 看護師が患者の援助ニードにアプローチし，患者が応じる<br>●杖歩行での遊びと笑いと親しみ | 患者が立ち眼を下に向けキョロキョロと動かし口元は緩んでおり，看護師が患者の麻痺側に立つと，患者は一歩ずつ看護師に近寄り看護師と10センチ程度まで顔を近づけ，視線を合わせず『にやっ』と笑い進み始める<br>看護師が患者に顔を近づけたまま患者の麻痺側横についていくと患者が『にやり』とし歩く |
| 患者看護師双方が患者の援助ニードに関心を向ける | 患者が車いすのある場所に足先を向けると，看護師が患者の後ろからついて歩き，患者の上衣のめくれている腰部分をつかみ殿部方向にひっぱり，ポンポンと整える．<br>看護師が患者の健側の1メートル前に回り込み患者の胸元あたりを見ると，患者が微笑み，看護師が患者の麻痺側肩5センチ程度まで鼻を近づけ匂いを嗅ぎ，患者はそのまま一歩一歩進む |

【A8　communion不成立　看護師が患者にコールを押すことを伝えるも，患者が理解しているかわからない】
①　場面記述（約7分）

　　Aさんのベッドサイドに敷いているコールマットを除去することになる．別の看護師が先で，そのすぐあとにA看護師がついていくように，Aさんの病室に入る．Aさんは病室右奥にあるベッドのベッドサイドで車いすに座り，床頭台に向きあっている．コールマットのセンサースイッチはベッド頭元にある床頭台側にかけてあり，コードは床頭台の後ろにある．横50センチ，縦1メートル程度の長方形のマットはベッドに平行して敷かれてあり，その周囲がテープで固定されている．別の看護師が先に挨拶をしながら床頭台にあるテレビの後ろにあるコンセント類を触り始める．そのすぐ後ろ，車いすに座るAさんの右側にA看護師が立

ち，腰を曲げ90度前屈する．AさんとA看護師との顔の距離が20センチ程度になったところで，AさんがA看護師の方を向き，目を合わせる．A看護師が「もう，ナースコール押せるよね．これ（コールマット），とっちゃおうと思うんですけど」とはっきりとした口調で話すと，Aさんが「え」と首をつきだす．A看護師が一息置いて，「これ，コールマット」と言いながらAさんの顔をみつめると，Aさんは明るい声で「え」と首をつきだす．A看護師が「ほしい？　いらないでしょう？」と言いAさんを見つめながら，上半身と右手をぐっと伸ばしの左前にあるベッド頭元手前側柵にかかっているコールマットのスイッチ（タバコの箱程度のもの）を右手で握りながら取りあげ「これこれ（スイッチ）センサーね」と言い，Aさんのやや右前からAさんの顔を見る．Aさんがスイッチの方に顔を動かす．A看護師が「はずしちゃうからね，信じているから」とはっきりとした口調で話す．床頭台の方を向いて手元を動かしていた別の看護師が振り返り，Aさんの方を向き「呼べるでしょう」と声をかける．最初のように，A看護師は，Aさんの右側から20センチ程度のところで目線は同じくし，手でマスクをあごにずらし，「ベッドにあがるとき，看護師さん呼んでね」とはっきりと言いながらAさんを見る．二三秒置き，A看護師が「むずかしい？」と聞きながら，首をかしげる．A看護師が曲げていた腰を伸ばし立位になり「呼んでくれるよね．夜も呼んでくれるしね」とつぶやく．A看護師が座りこみ，マットの床頭台側に貼ってあるテープを剥がし始めたときに，Aさんは車いすをゆっくり後進させ，車いすの車輪がマットから降りたあたりで止める．A看護師は十秒程度の時間でマットのテープをすべて外し，マットを内側に丸めて廊下へと出て行く．A看護師はマットを持ち廊下を歩きながら，「私の言うこと，わかりにくいかなあ」と困ったようにつぶやく．〈観察36日目〉

② **解釈**

　これまでAさんがベッドに移りたい時，看護師はそれをコールマットの感知で察知していた．今後はコールマットを除去しAさんからコールを押してもらうことについて，A看護師がAさんに伝える．Aさんの安全に関わることであり，A看護師はAさんの失語症ゆえの理解度を不安に思いつつ，自身の伝え方に工夫を加える．A看護師は伝え終わった後も，Aさんが理解しているか，実際に行動するか，心許ないようである．A看護師が伝えたことをAさんが理解したかどうか，A看護師にわかるほどのAさんの現れがない．

③ **援助ニード**
　患者が看護師の伝える対処方法を理解する
④ **看護の機能**
　D　看護師が援助に必要な資源や行われる援助を調整すること
⑤ **患者アウトカム**
　A　患者は環境と自分自身についての情報を得る

| communion のパタン | ⑥　患者―看護師の身体におけるやりとり |
|---|---|
| 患者看護師双方が知り合い，向き合おうとしている | 看護師が患者の病室に入り，患者が車いすに乗り床頭台に向いている． |
| 患者看護師が向き合っている | 看護師が患者の麻痺側に立ち腰を曲げ90度前屈し，双方の顔の距離が20センチ程度になり，患者が看護師の方を向き，目を合わせる．<br>看護師が話すと患者が首をつきだし，看護師が一息置き，看護師が患者を見つめ，患者が首をつきだす<br>看護師が患者を見つめ上半身と右手をぐっと伸ばしコールのスイッチを右手で握り取り上げ患者の麻痺側やや前から患者を見ると，患者がコールのスイッチの方に顔を向ける |
| 看護師が患者の援助ニードにアプローチし，患者が応じない | 看護師が患者と目線を同じにし手でマスクをあごにずらし患者を見て顔をかしげ，曲げていた腰を伸ばし立位になる<br>看護師が座り込みマットをはがし始め，患者が車いすをゆっくり後進させマットから降りて車いすを止め，看護師はマットのテープを全て外し廊下に出ていく |

　観察47日目，Aさんは高次脳機能障害がある他の男性患者から理不尽な言動を受けることがあった．Aさんは，何かを言われても，耳だけ真っ赤にして冷めた表情で黙ったまま自分の進む方向へと歩き続けていた．A看護師はそれを察し，Aさんとその患者との物理的な距離を作っていた．そしてA看護師はAさんの気持ちに配慮するように，Aさんの肩にタッチするなどして気持ちを和らげていた．この頃，Aさんは再び夜間尿失禁をするようになっていた．Aさんは病棟内で自由に移動できるようになったものの，他者とのつきあいにおいて何かしらの抵抗があったように見受けられた．

【A9　communion成立　患者が歩いているとき，看護師は患者と他者とのつながりを作り，患者が微笑む】

communion成立基準　B　患者がサインを発し，看護師が気持ちに気づき添っている

communion成立基準　C　患者と看護師がタイミングや息を合わせている

communion成立基準　D　患者と看護師が時間や場所を共有し，日常の安らいだ感情を分かち合っている

① 場面記述（約10分）

　　夕食前，ほとんどの患者が食堂で座っている．A看護師が，「Aさん，まだだ…」と呟きながら，食堂から最も離れた病室へと，どんどん歩いていく．A看護師はAさんの病室に入るやいなや「Aさ～ん，ごはんきました～」と大きな声で言いながら，Aさんのベッドサイドに行く．Aさんは床頭台に向かってテレビを見ている．A看護師が目線をAさんの目線まで合わせ，右側から「ご飯，きました」と小さく声をかける．Aさんは一呼吸を置き「そうですね」と言いながらイヤホンを取り，左上肢を伸展させテレビ横にあるボタンを押してテレビの電源を消す．Aさんは，車いすの座面からずれた殿部の位置を整えるように座り直し，後進する．A看護師が，車いすのハンドルを持ち，車いすの後進に伴い，手を添える．Aさんの車いすの背後で，A看護師がベッド足元に設置してある四点杖を左手でさっと取り上げ，Aさんの右側に立つ．Aさんはベッド足元あたりまで後進し，左側を見る．Aさんは「あれ？」と言う．そして，Aさんは車いすを後進させながら左折し，病室出入口へと方向転換する．A看護師がAさんの左前に四点杖を置く．（中略）Aさんが杖で歩行し，病室を出るまであと１メートル程度のところで「いて」と言い，左手を四点杖から離す．A看護師が「足が痛い？」と尋ねるのと同時に，Aさんは自分の鼻を左第二指で二往復程度，掻く．AさんとA看護師が病室出入口から出たところで，A看護師が「配膳してくるから，ゆっくりきてね」と，二三歩進みながら後ろを振り返りAさんに声をかける．A看護師は，Aさんの病室から３つ目で，食堂から２つ目の病室に入り，別の患者に夕食の声かけをしている．その病室前で，A看護師は一旦10メートル程度後ろのAさんを見る．Aさんがちょうどステーションに差し掛かったところで，A看護師がAさんの１メートル前に近寄って立ちはだかり，「Aさん，もう少しにこやかにお願いします」と笑いながら言う．スタッフがステーションのカウンター前

で廊下に向かって座って記録しており，スタッフからAさんに向かって笑いが起こる．Aさんは同じペースで歩き，A看護師が「嫌々しているみたいですよ～歩かせているみたいじゃあないですかあ」と大きな声で言う．A看護師が「みんな，笑ってるよ」と話し，Aさんの前を離れて食堂に行く．Aさんはステーションのカウンターにいるスタッフから声をかけられる．Aさんが食堂に辿りつくと，ほとんどの患者が食堂に座っており，Aさんの食堂席の椅子が食堂出入口方向に向かって斜めに引いてある．他スタッフから「あれ？席そっちなの？」と声をかけられる．食堂の奥から寄ってきたA看護師がAさんの前に立ちはだかり笑顔で何かを話しかける．Aさんはそのまま歩き続け，A看護師を右にしてすれ違うところ，Aさんの右足先端がA看護師の右足先端に載る．A看護師が「踏んでる！踏んでるよ」と言うと，Aさんから笑い声が漏れる．Aさんは他スタッフから部屋からの歩行を問われ，A看護師が「部屋から歩いてきたんです．褒めてください」とAさんを見ながら他スタッフに話す．Aさんは食堂席まで辿りつき，椅子に座ろうとするところで微笑んでいる．〈観察59日目〉

② 解釈

　A看護師は，Aさんが夕食の時間になっても歩いて現れないことに気づき，食堂から最も離れたAさんの病室までAさんを迎えに行く．二人が並んで歩きはじめると，A看護師は夜間のスタッフからAさんに夜間失禁について強めのアプローチがあったことを話題にする．Aさんはその話題に応じながら歩き，病室を出るあたりで停止し鼻をかく．Aさんは何か言いたいことがあるような様子で，いったん自分のリズムを整える．

　Aさんがステーションまで来たところでA看護師はAさんの前に来て，「にこやかに」と声をかけ，ステーションのスタッフの笑いを誘う．Aさんはペースを乱さず歩き続け，スタッフからも声をかけられる．Aさんが食堂までくると，A看護師が駆け寄り，Aさんの前に立ち話しかける．AさんとA看護師がすれ違うところでAさんの麻痺側の足がA看護師の足の上に載り，A看護師が反応するとAさんが声を出して笑う．Aさんは，A看護師を活用し，自分の声を出し，ペースを作り出す．

　他スタッフらもAさんの母親も，Aさんについて，「以前はデイルームな

ど共同の場所で時間を過ごしていたが最近は自分の部屋で過ごすことが多くなった」ことを語っていた．このことについて，Aさんの母親は「（Aさんは）最初の頃に比べて，段々と自我が出来てきたのだと思います」と研究者に話しており，Aさんが自分の病室で過ごすことを回復の兆しと捉えている風だった．A看護師は「（Aさんの）趣味とかを聞いている限りでもちょっと，メタル系の，偏見かもしれないけど，どっちかっていうとオタクっていうか，万人受けする趣味と違うから，そういう年齢も近いけど独身でもあるし，趣味の世界に没頭する，個人的に自由に決めてきた人だと思うんですよね…」とAさんを理解していた．さらにA看護師は，「でも俺，他の人にも，本人がどういうのが好きなのか，尊重しないと，ここに6か月とか人といるのが拷問に近いと思うんですよね．一人で考える時間とか，急性期とかみたいに1週間くらいで出れるんだったらいいんですけど．リハビリ意欲もでないんじゃないかなと思って．」と多義的に患者を理解した上で，個別的かつ包括的な看護行為の展開を考慮していた．

③ 援助ニード
患者が患者のペースで過ごす

④ 看護の機能
B　看護師が必要とされている援助を実施すること

⑤ 患者アウトカム
D　自我の連続性を維持する

| communionのパタン | ⑥　患者―看護師の身体におけるやりとり |
|---|---|
| 看護師が患者の援助ニードにアプローチし，患者が応じる<br>●杖歩行における他者とのつながり | 看護師が患者の病室へとどんどん歩き患者の病室に入り，目線を車いすに乗っている患者の目線まで合わせると，患者が一呼吸置きイヤホンをはずしテレビの電源を消し，座り直し車いすを後進させる<br>看護師は患者の車いすに手を添え患者の杖を患者の健側前に置き，患者は杖を持ち立ち上がり歩きだす |

| | |
|---|---|
| 患者看護師双方が患者の援助ニードに関心を向ける | 看護師は患者の麻痺側横に並び腰で手を組み，にこにこすると患者は目線を前にして歩き続け，看護師が患者の顔を下から覗き込みにこにこする |
| 看護師が患者の援助ニードにアプローチし，患者が応じない | 患者は健側手を杖から離し自分の鼻を健側第二指で二往復程度，掻き，看護師は患者と病室を出て二三歩進みながら後ろを振り返る |
| 患者看護師が向き合っていない | 看護師は別の病室に入り，一旦10メートル程度後ろの患者を見て，患者がステーションに差し掛かると看護師が患者の1メートル前に近づき立ちはだかり笑い，患者は同じペースで歩き看護師は離れて食堂に行く |
| 看護師が患者の援助ニードにアプローチし，患者が応じる<br>●杖歩行における他者とのつながり | 患者が食堂に辿り着くと看護師が食堂奥から近寄り患者の前に立ちはだかり笑顔になり，患者はそのまま歩き続け看護師の右横をすれ違うとき，患者の右足先端が看護師の右足先端に載り患者が笑う<br>看護師が他スタッフと患者を見て，患者は食堂席まで辿り着き椅子に座り微笑む |

## 2) BさんとB受け持ち看護師

概要：

　Bさんは脳梗塞を発症し約40日目に急性期病院から回復期リハビリテーション病棟に入院した．作業療法，理学療法，言語療法が処方されていた．言語療法士の記録では，Bさんは困っていることや心配なことがあることを表出しているようであったが，込み入った内容になると他者の推測の域を出ないようだった．Bさんは調理師であった．Bさんはもともと難病をもつ妻と店をもっていたところ，妻の状態悪化とともに店を閉じ，発症前は施設で調理師をしていた．妻は施設入所，同居している一人息子が週に1～2回程度，Bさんのもとへ洗濯物を取りにきていた．Bさんは左利きで，左手は麻痺があり浮腫み，自動運動はあるものの，何かを掴むといった掌握運動まではなかった．Bさんは，左手の感覚については首を傾げる風で，感覚鈍麻があるようだった．研究者は，Bさんが入院し数日経過した時に研究承諾を得た．観察初日〈B1〉，Bさんは病棟内を独りでゆっくりと歩行していた．Bさん

は訓練以外の時間，日中はデイルームの全体を見渡せる位置にあるソファに座って過ごすことが多く，この日もそうだった．観察10日目〈B2〉，Bさんは歩行時に杖を持っていたが，重心をかけているというよりも，右手に持っているという感じで歩いていた．Bさんは左にあるものに知らずして衝突して驚くなど，左半側空間無視があった．観察14日目〈B3〉，Bさんは時間把握が難しかったのか，訓練時間を明記したスケジュール表をベッドサイドで見つつも，各療法士の迎えで訓練時間を知っている様子だった．観察17日目〈B4〉〈B5〉，Bさんがコールを押して何か援助を求めるということも自分から何か伝えようとすることもなく，医療者がステーションから，ステーション前の病室で過ごしているBさんの様子を観察し，必要に応じて援助していた．観察19日目〈B6〉，観察25日目〈B7〉Bさんは自宅のことが気がかりで自宅退院を想定しているようであるものの，医療者のカンファレンスではBさんが在宅で独り過ごす時の危険を考慮し，施設入所が検討されていた．入院当初から抑うつ的で薬物療法を受けていたが，主治医により内服薬の調整がされ，この時期いったん休薬をするようになっていた．

　以下，観察初日の各医療者による評価記録内容である．「医師：歩行は安定してきている．膝の痛み訴えあったとのことでレントゲン検査実施，明らかな所見なし．理学療法士：運動麻痺：下肢Vレベル．感覚は精査難しいが，左下肢表在・深部ともに鈍麻の疑い．片脚立位は左右ともに数秒．10m歩行：12秒．基本動作は自立．歩行はT字杖棟内歩行自立．屋外T字杖にて見守り可．左下肢の引きずりや引っ掛かりは残存しているため，自制内だがまれに大きくつまづくため注意が必要．階段昇降は手すり使用にて見守りで可．床上動作は見守りで可．退院までに独歩にて屋内歩行自立を目指していく．屋外は認知機能や半側空間無視の影響で単独移動は難しいか．継続して評価，アプローチしていく．作業療法士：【身体機能】BRS左上肢Ⅳ手指Ⅴ．入院時よりも中枢部の筋出力や手指の分離の向上がみられる．左肩・肘関節に著明な制限はないが，肘関節の屈筋群筋緊張亢進している．手部に浮腫著明で

あり，手関節や手指に制限みられる．感覚は失語のため精査困難だが，中等度鈍麻レベル以上だと思われる．座位・立位バランスは動的にも安定．【ADL】基本動作自立．食事はスプーンを使用して自立．上衣更衣は見守りで可能なレベルになってきている．チャックは左上肢で押さえが可能となってきており，時間はかかるものの，自力でチャックを上げることが可能．下衣は自立レベル．トイレ動作は，座って行うように誘導が必要なときあり．下衣操作は自立レベル．」

　各観察場面の所用時間は，約3〜12分であった．

【B1　communion 成立　看護師が患者の足を支えつつ薬を擦りこみ，患者はその動きに合わせる】

communion 成立基準　A　看護師が患者に視線を合わせ触れ，患者が気づきやりとりが始まっている

communion 成立基準　C　患者と看護師がタイミングや息を合わせている

① 　場面記述（約8分）

　　　夕方，Bさんがデイルームの窓際で三人掛けの長椅子に座っている．Bさんの右に窓，左にデイルーム空間，10メートル程度前にテレビがある．Bさんはテレビの方へ向いている．B看護師がBさんの左側から歩いて近寄り，Bさんの前に立つ．BさんがB看護師の顔を見上げ「ん？」と言う．B看護師が「足の薬，つけてもいい？」と声をかけ，薬袋を脇に挟み，ディスポーザブルの手袋を装着しながらその場に座り込む．B看護師が片手でBさんの足を支えたあと，両手で，Bさんの右足，左足の順で，足を靴から出し，靴下を脱がせ，それぞれ脱いだ靴の上に載せる．その間，BさんはB看護師の手元を見ている．B看護師が軟膏チューブを右手に持ち押しながら，左手の甲に軟膏を1〜2センチ程度のせる．B看護師は右手第二指だけピンと伸ばし，左手甲部に乗せた軟膏を掬い取る．B看護師は左手掌でBさんの足底を支えるように右足外側を掴み，右手掌でBさんの右足第一指を握り込み，第二指との指間を広げながら，自身の右手第二指を滑り込ませ引いたり押したりを二三回前後させ，軟膏を擦り込む．第一指と第二指の指間と同じように，第四指と第五指の指間に軟膏を擦り込み，右足の靴下を持つ

と，Bさんが右足底部を10センチ程度，靴から浮かせる．B看護師が両手で右靴下を着け，捲くれていたズボンのすそ部分を両手で下にさっと伸ばす．Bさんは右足を靴の上に下ろし，30度程度前屈しながら，右足踵部と折れた靴の踵とのわずかな間に右手第二指を滑り込ませ，折れた靴の踵を伸ばし，右の靴を履く．
〈観察1日目〉

② 解釈

　Bさんはデイルームで特に何をするという風でもなく，考えごとをしているようだった．担当の言語聴覚士からの情報では，Bさんは妻のことや家のことを心配しているようだった．

　B看護師は足に軟膏を塗布することについてBさんに尋ね，手袋を装着し，Bさんの足元に座る．そしてB看護師は座り込みBさんを見上げ，BさんがB看護師を見下ろす位置関係になる．B看護師は「最初はちょっとどの程度理解できているのか，どの程度お話ができるのかというのがわからなくてその辺を理解できるようなコミュニケーションをとれたらいいなあって思っていたので，本人の理解度を確認しながらいろいろ話しかけていたのかなあと思うんですけど」とデータ収集後のインタビューで語っていた．B看護師は，ディスポーサブルの手袋装着やその手袋への軟膏出しといった感染予防対策により自身を守りつつ，Bさんの足を下から支え指間に十分に軟膏を擦り込ませ，滑らかに自他双方を守る動きをする．いつもは他者の力を借りようとしないBさんがB看護師の援助に合わせた動きをし，皮膚のセルフケアをB看護師に委ねている．沈黙のなかでBさんは，B看護師の意図を理解した動きをしていた．

③ 援助ニード

　患者が皮膚のセルフケアを看護師に委ねる

④ 看護の機能

　B　看護師が必要とされている援助を実施すること

⑤ 患者アウトカム

F 患者は求められた行動に応じる

| communion のパタン | ⑥ 患者―看護師の身体におけるやりとり |
|---|---|
| 患者看護師が向き合っている | 看護師が患者に近寄り患者の前に立ち，患者が看護師の顔を見上げると，看護師が患者の足元に座り込む |
| 患者看護師双方が患者の援助ニードに関心を向ける | 看護師が患者の足を支えながら靴を脱がせ，患者が見ている |
| 看護師が患者の援助ニードにアプローチし，患者が応じる<br>●自他を大切にすること | 看護師が患者の足を支えながら，患者の足指間に軟膏を擦りこむ<br>看護師が患者の靴下を持つと，患者が足を靴から浮かせる<br>看護師が両手で患者に靴下を着けズボン裾を伸ばすと，患者が折れた靴を伸ばして履く |

## 【B2 communion 不成立 患者が身体バランスを崩したやいなや看護師が一歩踏み出す】

① 場面記述（約3分）

　朝食後，B看護師がデイルームから病室前廊下に差し掛かるあたりに立ち，デイルームと病室前廊下との両方とに目を配っている．Bさんがデイルームのソファから立ち上がり，病室に向かって歩いている．廊下の左側には車いすや歩行器がある．Bさんは右手でT字杖を持ちゆっくり歩いており，病室出入口まであと50センチというあたりで，左足底が廊下床面につっかかる．と同時に，B看護師が「あっ」と身体に力を入れ，足を一歩踏み出す．Bさんはぐらっと左に傾いた身体を立て直し，B看護師がほっとしたように肩をなでおろす．Bさんはそのまま左側にある病室に入っていく．B看護師は「危なかった」とつぶやく．研究者が何かあったのか尋ねると，B看護師は苦笑いしながら「足がひっかかったみたいです」と話す．〈観察10日目〉

② 解釈

　朝，患者が活動を始めスタッフが少ない時間帯，B看護師は広く見える場所に立ち，病棟の状況について目配りをしている．朝食後，多くの患者がすぐに洗面台で歯磨きなどをするところ，普段からBさんは病室かデイルームのソファで待機し，混雑が落ち着いた頃に洗面を行っていた．この時間，B

さんがデイルームのソファから立ち上がり，病室に向かい，歯磨きの物品を取りに行くことは習慣だった．Bさんは左側にある病室に入ろうとしたとき，麻痺のある左側に重心がかかったと同時に左足底が床面に接触し態勢を崩す．その瞬間，B看護師は自身の身体を強張らせながら前のめりになる．そしてすぐにBさんが態勢を立て直すと，B看護師は身体の緊張を緩める．B看護師はBさんの援助ニードに関心を向け，行動を見守り，危険をすぐさま察知した．危険を察知し反応するB看護師の身体のありようには，Bさんの安全への願いや責任が現れている．しかし，そのB看護師のありようは，Bさんには見えてはいない．

③ **援助ニード**

　患者が転倒なく独りで安全に歩く

④ **看護の機能**

　A　援助ニードを明確化すること

⑤ **患者アウトカム**

　B　患者は自分自身の状況に気づく

| communion のパタン | ⑥　患者―看護師の身体におけるやりとり |
|---|---|
| 患者看護師が向き合っていない | 看護師が病棟に目を配っており，患者が立ち上がって歩き出す |
| 看護師が患者の援助ニードにアプローチし，患者が応じない | 患者は麻痺側足が床につっかかったと同時に，看護師が足を一歩踏み出す<br>患者は傾いた身体を立て直し，看護師がほっと肩をなでおろす |

【B3　communion 成立　看護師のアプローチがあり，患者が時間やタイミングを知る】

communion 成立基準　C　患者と看護師がタイミングや息を合わせている

① **場面記述（約3分）**

　　昼食前，B看護師がBさんの部屋に入りベッド足元に立つ．B看護師が臥床しているBさんの方を見て，BさんもB看護師を見る．B看護師が左肘関節を90度

程度屈曲させ左手掌を上に向け，右手第二・三指を伸ばし，お椀の中身をお箸で二回掬うジェスチャーをとり，「ごはんです」と声をかける．B看護師はBさんを見つめた後，Bさんにもう一度同じようにジェスチャーする．Bさんは「あ～」と言いながら，端座位をとる．B看護師は右手で，Bさんの腰をポンポンと叩きながら「腰，貼ってもらった？」と尋ね，Bさんを見つめる．Bさんは「あああ」と言う．B看護師が床頭台の引きテーブルにある湿布2袋のうち1袋が開封されているのを見て，「貼ってもらったんだね」と声をかける．B看護師が「ごはん，いきましょう」と声をかけると，BさんはT字杖を持って立ち上がり食堂に向かう．〈観察14日目〉

② **解釈**

この頃，Bさんが食事時間になると自ら食堂に行くという行動はなかった．Bさんは時計などによる時間管理がままならないのに加えて，ベッドが病室奥ということもあり，昼食時間帯における病棟の流れを察知しにくかったのかもしれない．B看護師は，Bさんのベッドサイドまで出向き，食事動作のジェスチャーと短文で，Bさんに食事時間であることを伝える．Bさんはそれを読み取ったのか，起き上がり動き出す．B看護師はBさんのベッド周囲における環境に関心を向け，開封された湿布薬を見つける．その開封された湿布薬とBさんの腰痛とを連想させ，腰に湿布が貼付されたかどうか，患者の腰に触れながら尋ねる．B看護師は食堂へとBさんを誘う．

Bさんは最初昼食の時間を知らされた時「あ～」と言いながら起き上がる．この時の「あ～」はB看護師のアプローチを受けて『昼食の時間になった』ことをこの時に知ったと推測できる．またBさんがすぐさま端坐位になる様子は，B看護師の誘導に応じて『食堂に行こう』としていることが読み取れる．B看護師のアプローチにより，Bさんは時間やタイミングを知り，次の行動へと繋がっている．

③ **援助ニード**

患者が食事の時間を知る

④ **看護の機能**

B　看護師が必要とされている援助を実施すること
⑤　**患者アウトカム**
A　患者は環境と自分自身についての情報を得る
F　患者は求められた行動に応じる

| communionのパタン | ⑥　患者―看護師の身体におけるやりとり |
|---|---|
| 患者看護師が向き合っている | 看護師が患者のベッド近くに立ち，患者と目が合う<br>看護師が患者に食事のジェスチャー（お椀の中身をお箸で二回掬う）をする<br>患者と看護師とが見つめ合う |
| 看護師が患者の援助ニードにアプローチし，患者が応じる<br>●生活の流れと患者の痛み | 看護師が患者にもう一度食事のジェスチャー（お椀の中身をお箸で二回掬う）をすると，患者が看護師のジェスチャーと声かけに応じ，臥位から端座位をとる<br>看護師が患者の痛む部位を触り患者を見つめると，患者が「あああ」と言う<br>看護師が声かけをすると，患者が声かけに応じ，立ち上がり食堂に向かう |

【B4　communion成立　患者が不快そうにしており，看護師が気にかけ続け，世話をする】

**communion成立基準**　B　患者がサインを発し，看護師が気持ちに気づき添っている

**communion成立基準**　A　看護師が患者に視線を合わせ触れ，患者が気づきやりとりが始まっている

① **場面記述（約5分）**

　朝，B看護師が廊下からBさんの病室に入り，Bさんのベッド向かいにあるベッドまで，そのベッドの患者を車いすで誘導する．Bさんのベッド周りのカーテンは，ベッド横のみ閉まっており，足元部分は開いている．Bさんがベッドサイドに立って，ズボンとリハビリパンツを下ろしている．B看護師がそれを見てBさんに「どうしたの？汚れちゃった？大丈夫？」と声をかける．B看護師はBさんの向かい患者の移乗に手を取られながら，Bさんを横目で見ている．B看護師がBさんの元に来て，「ちょっとだけ見せて」とリハビリパンツの中を覗きこみ，

「濡れてないね」「なんか気になる？」「トイレ行ってみたら？」と言った後，B看護師が手袋を装着する．B看護師が「トイレ行ってみたら」と声をかけるとBさんがすぐに「いいよ」と答える．B看護師が上半身を仰け反らせ「ええええ〜」と言う．B看護師がBさんの顔を伺うように覗き込み「気になるなら行ってみるといいよ」と促す．Bさんが動かずに「やっぱり」と言うとB看護師が「やっぱり」と繰り返す．Bさんが「い・ま」と言い，B看護師が「でた？」と聞くと，Bさんが「で・た」と言う．B看護師が「いまでた？」と近づき尋ね，「おしっこ？うんち？」と尋ねる．Bさんは首を傾げながら「〜〜〜かなあ？んんん〜」「いっべっきゃ〜うん」と話す．そしてBさんがはっきりと「よ〜するに」と言うと，B看護師が「要するに？」と返し，Bさんが「よ〜するに，え〜っとえっと」，B看護師が「おしっこ？すっきりしない？」と話すと，Bさんが「よ〜するに」と話す．B看護師が「考えてる？」と言うと，Bさんが「考えて，ちょっと」と話す．〈観察17日目〉

② **解釈**

　B看護師は他の患者を移送する際に，Bさんがリハビリパンツを下ろして立っている姿を目にし，声をかける．Bさんは，ベッドサイドでズボンを下ろしたり，尿取りパッドをベッドサイド床に置いて新しい物に取り換えるなど，スタッフの手を借りようとすることはなく，迷いながら独りで行っていた．B看護師は，データ収集後のインタビューで「私，来ると，（Bさんが）気になるというか，言ってこないじゃないですか…こっちで気にかけてあげたほうがいいかなあって．勤務に来れば必ず気にかけて．困っていそうだったら」と語っているように，このときもBさんに声をかけ，リハビリパンツが濡れていないことを見て確認し，Bさんに気になるのか尋ね，必要な行動を提案する．しかしBさんは「いいよ」と答え，B看護師は身体で驚きを見せる．Bさんは言語で何かを伝えようとし，B看護師は復唱したり推測したりしてやりとりする．二人はBさんの失語症がゆえにわかりあえないことがありながらも，B看護師の世話心に導かれ，Bさんの困りごとは二人のあいだで共有されていく．

③ **援助ニード**

患者が困っていることを看護師と一緒に解決する

④ **看護の機能**
　A　援助ニードを明確化すること

⑤ **患者アウトカム**
　C　患者は自分自身の状況を伝える

| communion のパタン | ⑥　患者―看護師の身体におけるやりとり |
|---|---|
| 患者看護師双方が患者の援助ニードに関心を向ける | 患者がベッドサイドで下衣と下着を下ろしており，看護師が患者に声をかける<br>看護師が他患者に関わりながら，横目で患者を見る |
| 看護師が患者の援助ニードにアプローチし，患者が応じない | 看護師が患者の傍に近づき声をかけ，患者の下着の中を見る<br>患者が看護師のトイレ誘導を断り，看護師が上半身を仰け反らせる<br>看護師が患者の顔を覗き込み，患者が動かないでいる |
| 看護師が患者の援助ニードにアプローチし，患者が応じる<br>●患者の不快とセルフケア | 看護師が近づき尋ねると，患者が首を傾げ言葉で答える |

【B5　communion 成立　患者が失禁のあと迷っており，看護師が世話をする】

**communion 成立基準**　C　患者と看護師がタイミングや息を合わせている

① **場面記述**（約 5 分）

　　30分後，B看護師がBさんの床頭台下にある収納から尿取りパッドを持って「(尿取りパッドが) ちょっと汚れてたんですよね」と研究者に言いながら，病室を出てトイレに向かう．B看護師は病室を出たところでディスポーサブルの手袋を装着する．洋式トイレのカーテンを10センチ程度開け，立っているBさんにカーテンの隙間から尿取りパッドを手渡す．Bさんは受け取った尿取りパッドをトイレットペーパーのホルダーの上に置こうとするも落ちそうになり，B看護師が「(尿取りパッドを) はめちゃったほうがいいよ」とBさんに声をかけながら，Bさんの手から尿取りパッドを受け取り，Bさんの両大腿部まで下がったズボンと

リハビリパンツとをぐっと下げて，尿取りパッドを入れ込む．Bさんは「ああ」と言いながら，自分で殿部を拭く．B看護師がカーテンを閉めて「（お通じ出たんですか？）そう出たんですよ」と答える．〈観察17日目〉

② **解釈**

先の場面から30分経過し，B看護師はBさんのリハビリパンツ内の尿取りパッドが汚染していることがわかり，トイレにいるBさんに尿とりパッドを持っていく．B看護師が声をかけながらBさんの世話をすると，BさんがB看護師の援助に「ああ」と応じる．B看護師がBさんのズボンとリハビリパンツをぐっと下げて尿取りパッドを入れ込む姿は，患者の羞恥心や不快感などに引き出されたのか，B看護師がBさんの困りごとを共有し専心していることが伺える．

③ **援助ニード**

患者が困っていることを看護師と一緒に解決する

④ **看護の機能**

B　必要とされている援助を実施すること

⑤ **患者アウトカム**

F　患者は求められた行動に応じる

| communion のパタン | ⑥　患者—看護師の身体におけるやりとり |
| --- | --- |
| 看護師が患者の援助ニードにアプローチし，患者が応じない | 看護師が患者に必要なパッドを取りに行き患者に渡すと，患者は置こうとし，看護師が患者の手からパッドを受け取る |
| 看護師が患者の援助ニードにアプローチし，患者が応じる<br>●患者の困りごと | 看護師が患者の下衣と下着を下ろし援助し，患者が「ああ」と応じる |

【B6　communion 成立　看護師が患者の援助ニードを推測するも，患者は看護師に頼らない】

communion 成立基準　A　看護師が患者に視線を合わせ触れ，患者が気づ

きやりとりが始まっている

① **場面記述**（約10分）

　　夕方，Bさんが作業療法を終え，T字杖を持って廊下を歩いている．Bさんがステーション前の病室に入る．Bさんのベッドは病室右奥である．Bさんのベッドサイドの空間は病室入口側にあり，床頭台とロッカーがその空間の壁側頭元にある．Bさんのロッカーの横に，頭側から30センチ程度まで寄せられているカーテンを挟み，隣の患者用のロッカーがある．B看護師が隣の患者用ロッカーの前に立ち，中身を整理している．Bさんが床頭台の前に立ち，右手でカーテンを掴み5センチ程度開けて，B看護師が座り込んでオムツを入れている様子を，上からちらっと見てカーテンを離す．B看護師は，オムツを入れ終わり，立位をとり，Bさんと反対側の右側から時計周りでくるっとまわり，Bさんの前に向き合う．B看護師が「あ，Bさん，湿布する？」と首を傾げて問うと，Bさんはすぐに「いや」と答える．B看護師が「少し良くなりました？」と尋ねると，Bさんは「〜〜〜〜いや〜〜〜いいよ，いいよ」と，下を向いている．B看護師は「…でも，大丈夫？」と聞き，Bさんを見つめて「…痛くなったら言ってくださいね」と声をかける．Bさんは下を向いたまま，床頭台の引きテーブルにある湿布2袋を右手にとり見ている．B看護師がBさんに「暑いの？」と尋ねると，BさんはB受け持ち看護師を見てすぐに「暑いよ〜」と答える．B看護師はBさんを見て，明るい声で「暑いんだあ」と言う．B看護師が床頭台の引きテーブルにある訓練表を見る．訓練表には，各訓練時間が時計の絵に斜線を引いて示してある．B看護師が「訓練か…」と呟き，「今日，もう終わった？」とBさんに尋ねる．Bさんが「んん」と言いながら，何か他のことを考えているように，ベッドサイド周囲を見回している．B看護師は一旦，ベッド足元に下がり，Bさんが何か見回している様子を，20秒程度見てから立ち去る．〈観察19日目〉

② **解釈**

　B看護師が，Bさんの隣の患者のロッカーを整理している．Bさんは隣の患者とのあいだのカーテンをめくり，B看護師を少し見てカーテンを戻す．B看護師が整理を終え，Bさんの前に来て，腰に湿布を貼るかどうか尋ねると，Bさんは断り，B看護師が腰痛の改善を問うと，Bさんはまた断る．B看護師は改めて大丈夫か尋ね，声をかける．Bさんはテーブルの上にある湿布を手に取り何か考えている風である．そのあと，B看護師がBさんに暑さ

について尋ねると，Bさんは感情を込めて「暑いよ〜」と答える．その答え方には，ケアする―されるという関係性からではない，Bさんのしっかりした面が現れていた．そのあと訓練の話になると，Bさんは何か考えている風であり心許ない返事をする．B看護師はBさんの様子を見てから立ち去る．

③ **援助ニード**

患者は感じていることを伝える

④ **看護の機能**

A　援助ニードを明確化すること

⑤ **患者アウトカム**

C　患者は自分自身の状況を伝える

| communion のパタン | ⑥　患者―看護師の身体におけるやりとり |
|---|---|
| 患者看護師が向き合っている | 看護師が患者の前に向き合う |
| 患者看護師が向き合っていない | 看護師が首を傾げて，「湿布が必要か」尋ねると，患者が断る<br>看護師が再び痛みを尋ね，患者は下を向いている<br>看護師が患者を見つめて「大丈夫か」尋ねると，患者は下を向いている |
| 看護師が患者の援助ニードにアプローチし，患者が応じる<br>●感じている暑さ | 看護師が患者に暑さを尋ねると，患者が看護師を見て「暑い」と答え，看護師が患者を見て明るい声で復唱する |
| 看護師が患者の援助ニードにアプローチし，患者が応じない | 看護師が訓練表を見て患者に尋ね，患者は周りを見まわしている |

【B7　communion 成立　看護師が患者の気がかりに寄り添い，患者がため息をつく】

communion 成立基準　A　看護師が患者に視線を合わせ触れ，患者が気づきやりとりが始まっている

communion 成立基準　B　患者がサインを発し，看護師が気持ちに気づき

添っている

① **場面記述**（約12分）

　　夕方，B看護師が研究者に「ちょっとゆっくりお話してみようと思います」と話す．B看護師がBさんの左横に座りこみ，Bさんが座っている肘掛椅子に右腕を載せ，話しかける．デイルームで音楽が流れる．B看護師がBさんを見上げるように「大丈夫？つらい？」「困ったこととか」と尋ねると，Bさんは「う〜ん」とB看護師を見て目を伏せる．B看護師が「動かないの？」と両手で，Bさんの大腿上に載った左手を触る．Bさんが左手を見ながら「これが…これ」と呟く．B看護師はBさんの顔を見上げて「うん」「ちょっといろいろ考えてつらくなった？…そうでもない？」とゆっくり尋ねる．Bさんはゆっくり左手の掌握を繰り返し，左手を見つめる．B看護師がBさんの左手を見て「むくんじゃって」と話す．BさんがB看護師に右手も見せる．B看護師が「動かしたり，テーブル載せてこうやってみたり…」と右上肢を左右にスライドさせる．B看護師がBさんの両手を触り，「皺がなくなっちゃったよね」と声をかけながら，Bさんの左手をさする．二人がBさんの手を見つめる．B看護師はBさんの顔を見上げ，「手のことが一番心配？」と尋ねる．Bさんは手を見たままである．B看護師が「爪切ってもらったんだ？痛くはない？」と尋ねながら，両手でBさんの左手掌を上にする．B看護師が「お仕事のこととか考えちゃいます？」「今はお休みしてるんですよねえ」「いずれはやっぱり仕事に戻りたい？」とBさんの顔を見ながら，ゆっくり尋ねるとBさんが「半年くらい？」と話す．B看護師が「いずれね」「やっぱり仕事に戻りたい？」と尋ねると，BさんはB看護師の顔を見て「？？？？いつまで？」とつぶやく．B看護師が「ええ〜っ」と目を広げて，Bさんが「半年くらい？」と尋ねる．B看護師が「仕事のことは息子さんが話してくれているのかな」とBさんに尋ねると，Bさんは右手で右膝をさすり，右下肢が貧乏ゆすりになる．Bさんは「ん…あんまり…ないな…」と呟く．B看護師が「あんまり話はしてなさそう？」と聞くと，Bさんは「あの…この…」と首をうなだれている．B看護師が「訓練で調理訓練とかもOT（作業療法）とかでやってはくれると思うので，希望すればやってくれる．訓練で」「まだむくみ」「これが前より動いている」と自分の手を握ったり開いたりする．すると，Bさんがはにかんで笑う．B看護師がすぐに「なんで！」と言う．B看護師が大事そうにBさんの両手をさする．B看護師が「肩は？」と言いながら右手でBさんの左肩をさする．B看護師が「だいじょうぶ？」と首を傾けるとBさんは「か〜たは大丈

夫」と答える．Bさんが「あの」と言い左膝をさすり「そんなに」と答える．B看護師が「毎日湿布貼ってもらったんだっけ，こっちだっけ」とBさんのズボンの両膝をめくったあと両膝下まで隠す．B看護師が「〇〇（担当作業療法士）さんともちょっと話してみるね」と話し，B看護師が右手でBさんの左手を触り，おさえつけたり，つまんだりする．B看護師がBさんの左手第一指と第二指との間に，自分の手の第二指を入れ，「力，入んない？」と聞くとBさんが「うん」という．B看護師が「…（入院から）1か月ちょっと経ったね…」と話すとBさんが手をみつめながら「ああ～にに～」と答える．B看護師が「うんうん，これかな」と声をかける．Bさんが「～～したい」と呟くと，B看護師が「なにしたい？」と尋ねる．Bさんが「あ～～い，なんかなあ」と語尾のトーンを下げる．B看護師が「つらいね…でもちょっとずつ言葉が出てくるようになってきてるでしょ…」とB看護師がBさんを見つめている．Bさんが「この」と手を見ながらつぶやくと，B看護師が「この？」と尋ねる．Bさんが「ゆび」と答えると，B看護師が「ゆびが？」と尋ねる．Bさんが「とっても」とつぶやくと，B看護師が「とっても？」と尋ねる．Bさんが「～～だ」と手をみつめながら呟く．B看護師は「もどかしいんじゃないかな…すぐにはよくならない．ちょっとずつ．動くのも話すのも．リハビリ（テーション）してるし，あせらないで…やはり時間」とゆっくりとBさんの顔を見て左手を触れながら話す．Bさんが「ふふう～～～」とため息をつくと，B看護師は「お仕事ももうちょっと休めるし，時間あるし」と右手で患者の左手を触れ，「訓練のないときに」と言ってから，デイルーム全体を見ながら「空いてる時間に何か，はい」と言って立ち上がる．Bさんの左横に立ち，上から下を見て「〇〇（担当作業療法士）さんに聞いてみる」と話すと，Bさんが右手で左手を触りながら「うん」と言う．B看護師が「またなんかあったら言ってください」と声をかけると，Bさんが「うん…」と言い，B看護師が頷き「ねえ」と言う．

　B看護師は，「リハ（ビリテーション）でもテーブルの上にタオル置いてするのもある．時々，感情を出してもらわないと．こちらから時々話してみないといけないですね…奥さんのことも気になっているんでしょうね」と研究者に話す．
〈観察25日目〉

② **解釈**

　B看護師は，「ちょっと本人が帰って何が心配とか，その辺を聴いてみたい」とデータ収集後のインタビューでも語っており，この日もBさんの話を

聴こうとしていた．B看護師は，Bさんが利き手である左手が気がかりであると推測したのか，Bさんの左手を触り，言葉をかけ，みつめる．B看護師の推測通り，Bさんは，左手の回復にどれくらいの期間がかかるか，B看護師に尋ねる．Bさんは，調理師であり，日常生活に困らないというだけでなく，調理の仕事に戻れるかどうかまでの回復を期待している．その回復にかかる期間をBさんから尋ねられ，B看護師は驚く．Bさんは，左手を掌握させて，その動きを見る．B看護師はBさんに，息子さんの関わりを尋ねたり，両手，左肩，両膝を丁寧に触ったりマッサージを繰り返す．

B看護師は「手が腫れているときはタッチングじゃないけど，少し，こう，なんだろう…マッサージっていうか触ることで安心する．足が痛いっていえばさすってあげたりとかっていうのは．医者じゃなくて薬は出せないけど，自分がやったことで楽になってくれればという想いはあって…そういうのを積み重ねることでBさんの関係性……」と語っていた．

B看護師とBさんとが，触れる－触れられることを経て，BさんはB看護師の関わりに答えるように呟く．B看護師はBさんが発する言葉の意味がわかるほどに聴き取れないものの，語尾がトーンダウンするせいか，辛さを推測して代弁する．そのうち，B看護師は，Bさんが指について伝えていることがわかり，「時間をかけてゆっくり」とBさんの手に触れながらアドバイスする．すると，Bさんはため息をつく．そしてB看護師が「また」の機会を伝えるとBさんも返事をする．B看護師はBさんが感情表出する必要があることと病気療養中の妻を気にかけていることを研究者に話す．

③ 援助ニード
　患者が感じていることを伝える
④ 看護の機能
　A　看護師が患者に関心を向けていること
　B　看護師が援助ニードを明確化すること
　C　看護師が必要とされている援助を実施すること

D　看護師が実施された援助が必要とされていた援助であったかどうかを確認すること
⑤　**患者アウトカム**
　　A　患者は環境と自分自身についての情報を得る
　　C　患者は自分自身の状況を伝える

| communionのパタン | ⑥　**患者―看護師の身体におけるやりとり** |
|---|---|
| 看護師が患者の援助ニードにアプローチし，患者が応じない | 看護師が患者の麻痺側に座り込み患者を見上げると，患者が看護師を見て目を伏せる |
| 患者看護師双方が患者の援助ニードに関心を向ける | 看護師が両手で患者の手を触ると，患者が手を見る<br>看護師が患者を見上げ，患者がゆっくり手の掌握を繰り返し見つめる<br>患者がもう片方の手を見せ，看護師が患者の麻痺側の手を見る<br>看護師が患者の両手を触り麻痺側の手をさすり，患者と看護師が患者の麻痺側の手を見つめる |
| 患者看護師が向き合っていない | 看護師は患者の顔を見上げ，患者は手を見たままである |
| 患者看護師双方が患者の援助ニードに関心を向ける | 看護師が両手で患者の手を持ち，患者の顔を見ると，患者が看護師の顔を見る<br>看護師が目を広げて驚き，患者が手で膝をさすり下肢が貧乏ゆすりになる |
| 看護師が患者の援助ニードにアプローチし，患者が応じる<br>●麻痺する身体への患者の気がかり | 看護師が手を握ったり開いたりすると，患者ははにかんで笑い，看護師が患者の両手をさする<br>看護師が手で患者の肩をさすり，首を傾けると，患者が膝をさする<br>看護師が患者の両膝までズボンをめくり両膝下まで隠す<br>看護師が患者の手を触り，おさえつけ，つまむ．<br>看護師が第2手指を患者の第1指と第2指との間に入れると，患者が手を見つめる<br>患者が声のトーンを下げると，看護師が患者を見つめる<br>患者が手を見つめると，看護師が患者の顔を見て手を触れる<br>患者がため息をつくと，看護師は患者の手を触れる<br>看護師が患者の麻痺側で立ちあがり上から下を見て，患者が健側の手で麻痺側の手を触る |

## 3）CさんとC受け持ち看護師

概要：

Cさんは，右麻痺と失語が現れ，急性期病院に搬送された．左島皮質から方線冠の梗塞と左中大脳動脈に閉塞があり，保存的な加療を受けた．Cさんは発症から約40日後に回復期リハビリテーション病棟に入院した．理学療法，作業療法，言語療法が処方されていた．Cさんの退院後の目標は定まっていなかった．Cさんは，処方されている訓練がない時間も，病棟廊下の手すりを持ち，立位の自主訓練をしていた．Cさんは，C看護師とともに，病棟廊下の歩行を積極的に行っていた．

観察19日目〈C1〉，観察20日目〈C2〉ともに，病棟でC看護師がCさんに言語を促している場面である．

各場面の所要時間は，約1～3分であった．

## 【C1　communion成立　看護師が言葉を促し，患者がそれに応じる】

communion成立基準　A　看護師が患者に視線を合わせ触れ，患者が気づきやりとりが始まっている

① **場面記述（約1分）**

　　朝，C看護師がCさんの病室に入る．病室左奥窓際のカーテンの中に，Cさんと深夜勤務の看護師がいる．車いすに乗るCさんと床頭台との間に，深夜勤看護師が立っている．C看護師が「いい男になってよ」と，右手の握り拳を，第一指を上，第五指を下にして，顎から10センチ程度離し，左右に10センチ幅程度二三回往復させる．Cさんははにかんでいる．C看護師は「いい男～，9時50分（から訓練）でしょう？あ，8時50分でしょう．20分あるでしょう」と重ねる．深夜勤看護師が電気鬚剃りをCさんの左手前に出す．C看護師は「いいって，変身しといて」と言う．C看護師が「おはようございます」と言うと，Cさんが目線は前にしたまま「はい」と話す．C看護師が「おはようございます」と言いながら，右手掌を前に向けて広げ，右耳介後部に第一指を当てて，首を右に10度程度傾けて静止しCさんを見つめる．CさんがC看護師を見上げ，顎を突き上げながら「お・は～おうござい…す」と言い，言い終わると顎を下げる．C看護師が両眼

の眼尻を下げ，右第一指先端と第二指先端をくっつけ，丸を作り，「オッケイ」と話す．〈観察19日目〉

② **解釈**

朝方，Cさんと深夜勤務の看護師の元に，C看護師が訪れる．C看護師は，朝の挨拶をし，Cさんに鬚剃りをするようにジェスチャーで促す．続いて，C看護師は「おはようございます」と語りかけた後，耳を澄ますポーズを取り，Cさんに挨拶をするようにジェスチャーで促す．CさんがC看護師を見上げ，後から声を追いつかせ絞り出すように「おはようございます」と言うと，C看護師は緩んだ表情とOKサインのジェスチャーを返す．C看護師は，一見何の問題もなく経過しそうな状況において，あえて意図的に課題を提示し，促し，待つ．それはC看護師が，鬚剃りや挨拶といった日常的な行為におけるCさんの援助ニードを察知し，ペースに合わせつつ，Cさんの言葉を導く関わりである．

③ **援助ニード**

患者が日常的な会話を言語でする

④ **看護の機能**

C　看護師が必要とされている援助を実施すること

⑤ **患者アウトカム**

F　患者は求められた行動に応じる

H　患者は認識が広がり自分自身の力が発揮される

| communionのパタン | ⑥　患者—看護師の身体におけるやりとり |
|---|---|
| 看護師が患者の援助ニードにアプローチし，患者が応じない | 看護師が右手の握り拳を，第一指を上，第五指を下にして，顎から10センチ程度離し，左右に10センチ幅程度二三回往復させると，患者がはにかむ |
| 看護師が患者の援助ニードにアプローチし，患者が応じる<br>●ジェスチャーと言葉でのやりとり | 看護師が右手掌を前に向けて広げ，右耳介後部に第一指を当てて，首を右に10度程度傾けて静止し患者を見つめると，患者が看護師を見上げ，顎を突き上げながら言葉を出し，言い終わると顎を下げ，看護師が両眼の眼尻を下げ，右第一指先端と第二指先端をくっつけ丸を作り，「オッケイ」と話す |

## 【C2　communion 成立　患者が看護師の言葉の促しを試み，看護師がその限界を理解する】

communion 成立基準　B　患者がサインを発し，看護師が気持ちに気づき添っている

① 場面記述（約3分）

　　夕食後，デイルームと廊下の境目あたりで，Cさんが車いすを方向転換させ，廊下側へ向く．3メートル程度先にいるC看護師が振り返ったのと目が合い，C看護師が「待ってた？」と笑顔で言う．Cさんが「あ～ああ」と言いながら笑顔で頷く．C看護師が「どちらへ？」と耳を澄ます素振りをする．C看護師がCさんと目を合わせ「ト・イ・レ？」と言いながらトイレの方を右手で指差し，二三秒後「ベッド？部屋？」と言いながら，その指差した右手を病室側に向ける．Cさんはすぐに「あいにゃうりにゃ，りにゃうな」と節をつけて話す．C看護師は中腰になりその姿勢のままで首を右に傾ける．Cさんは同じように節をつけて何か話す．C看護師が中腰のまま「トイレ？」と言いトイレを指差すとCさんは急くように「ん・ん」と小刻みに頷く．C看護師は腰を戻しCさんに「向かってください．追っかけます」と言うと，Cさんはゆっくり頷き，車いすを進める．C看護師の前を横切り，病室の前を通り過ぎ，トイレ前に行く．トイレ前廊下で，C看護師がCさんの車いす後ろに立ち，一緒にカーテン奥のトイレに向かう．
　　〈観察20日目〉

② 解釈

　Cさんが車いすをC看護師の方へ方向転換し，CさんとC看護師との目が合う．C看護師は，Cさんが自分に何か用件があることを察知し，Cさんの援助ニードを推測し単語やジェスチャーでCさんに尋ねる．C看護師がやりとりし，Cさんの援助ニードは排泄であったということがわかると，C看護師はすぐさま行動を促し，Cさんの排泄に向かう．

③ 援助ニード

　患者が日常的な会話を言語でする

④ 看護の機能

　B　看護師が援助ニードを明確化すること

⑤ 患者アウトカム
　C　患者は自分自身の状況を伝える
　F　患者は求められた行動に応じる

| communion のパタン | ⑥　患者―看護師の身体におけるやりとり |
|---|---|
| 患者看護師が向き合っている | 患者が車いすを方向転換させ看護師と目が合う<br>看護師が笑顔で話すと，患者が笑顔で頷く |
| 看護師が患者の援助ニードにアプローチし，患者が応じる<br>●言葉の限界への了解 | 看護師が耳を澄ます素振りをして患者と目を合わせる<br>看護師がトイレの方を右手で指差し，2～3秒後その指差した右手を病室側に向けると，患者はすぐに節をつけて話す<br>看護師は中腰になりその姿勢のままで首を右に傾けると，患者は同じように節をつけて何か話す |
| 患者看護師双方が患者の援助ニードに関心を向ける<br>●言葉の限界への了解 | 看護師が中腰のまま尋ね，トイレを指差すと患者は急ぐように小刻みに頷く<br>患者が看護師の前を横切り，病室の前を通り過ぎ，トイレ前に行くと，看護師が患者の車いす後ろに立ち，一緒にカーテン奥のトイレに向かう |

## 4) DさんとD受け持ち看護師

概要：

　Dさんは，既往歴に「3年前から糖尿病・高血圧・高脂血症を検診で指摘され未治療であった模様」と診療記録に記録されており，右片麻痺が出現したことから救急病院に搬送され入院となった．左中大脳動脈領域に梗塞と左内頸動脈に高度狭窄とがあり，1週間後に左頸動脈内膜剥離術を受けた．術後，左大脳に広範な梗塞があり，右片麻痺と失語が現れた．発症から約2か月後，回復期リハビリテーション病棟に転院したものの，その2週間後，胃瘻造設のため一時転院した．約1か月の転院期間を挟み，胃瘻造設術を受け，リハビリテーション目的で再度回復期リハビリテーション病棟に転院した．入院当初，本人家族ともに在宅復帰を希望しており，「妻はトイレに行けるようになってほしい」と診療記録に記録されていた．Dさんは，妻・長女と同居しており，長男・次男夫婦が近隣にいた．Dさんは会社員で，発症直前

の約4か月間は会社に寝泊まりしていたとのことだった．

　Dさんは，右片麻痺と右半側空間無視があった．Dさんの移動は車いすが主で，医療者と腕組みで廊下歩行をすることもあった．Dさんの歩容は不安定であったが，介助量は減る方向にあった．研究者は一度目の入院当初からDさんを知ってはいたが，研究参加の意向を確認できる状態ではないと捉えており，D看護師をはじめ病棟看護師らもそのように判断していた．

　観察9日目〈D1〉，D看護師は，Dさんの在宅復帰の目標と計画をチーム内で共有し，インシュリン注射の指導を妻に実施していた．

　場面の所要時間は約5分であった．

## 【D1　communion不成立　看護師が処置室で患者の家族に指導をしているあいだ，患者は研究者を観る】

① **場面記述（約5分）**

　　昼食前，ステーション横の準備室で，D看護師が妻に血糖チェックとインシュリン注射の介助指導をしている．その前で，Dさんは車いすに乗車し，嫌そうな表情でうつむいている．Dさんの右にD看護師が立ち，正面に妻が前屈みになり，左下に研究者が座りこんでいる．Dさんが研究者の右側の髪をかきあげ，右頬を擦る．Dさんの右側からD看護師が話かけるもDさんが研究者から眼を外さない．D看護師は「こっちには興味ないですよね…」と苦笑いで呟く．〈観察9日目〉

② **解釈**

　D看護師が，処置室でDさんの妻にインシュリン注射の指導をしている．Dさんは右視野に無視があるせいか，左側に顔を向け見ることが多く，視線の先は研究者であった．Dさんが研究者に関心を向け触れる様子を，D看護師は苦笑いする．

　D看護師は，この場面と解釈について「だからすごく重要な話があって…その時間その患者さんと向き合おうっていうときは，自分の心の揺れ動きもそれなりに確認しながらたぶん進めているんだと思うんですけど．例えば，このときあの…血糖のとき，ですけど…たぶんもう一つの作業みたいな感じ

になっているんで，たぶんその先に何をするとかっていう，別の…目の前の患者さんと別のことを考えているケースって結構あると思って…そうすると，本来そうじゃないほうがいいんだと思うんですけど…そうすると，そのとき研究者がこうだかったかなっていってきても実際には（笑）別のことを考えているか…」と語っている．つまり，D看護師は，妻への関わりに専心していたようである．その一方で，D看護師は，「まあ，私と奥さんとが話していて，患者さんがうつむいている…私と奥さんが話しているからっていうよりか，早く終わらしてほしいっていうところはあったのかな…そうですね…あの人は処置室は早く終わらしてほしいっていう表情が多かったかな…そういう面では患者さんのニードに，そのときのニードに応じてはなかったかな…奥さんと話していたんで…」と語っており，DさんのサインからDさんの心情を察しつつ，Dさんと向き合っていないものの，Dさんの援助ニードにアプローチしていた．

　D看護師はこの場面について，「そういうのを，そうですね…うん，気持ちを瞬間瞬間確認していなかったので，言われればそうかなっていう…ところですかね…あの…患者さんが研究者さんを見て，ここにも書いてある…そうそうそうそう，で，私があの，私がねえ，椅子に，こっちには興味ないですよねって，笑いをとろうと，で，そうですね．患者さんも男性だからそうだろうって思ったんですよね…（研究者：健側の狭い視野に入っているだけかな…）それはあんまり」と語っており，Dさんを多義的に捉え包括的に理解していた．つまり，Dさんは女性の顔や腕に触れることがよくあり，その人らしい行動をとっていたと考えられる．

③　援助ニード
　患者家族が患者のセルフケアの方法を獲得する
④　看護の機能
　C　看護師が必要とされている援助を実施すること
⑤　患者アウトカム

D　患者は自我の連続性を維持する

| communionのパタン | ⑥　患者―看護師の身体におけるやりとり |
|---|---|
| 看護師が患者の援助ニードにアプローチし，患者が応じない | 看護師が患者家族と話しており，患者が嫌そうな表情でうつむいている |
| 患者看護師が向き合っていない | 看護師が患者の麻痺側に立ち，患者が健側前方下を見る |
| 看護師が患者の援助ニードにアプローチし，患者が応じない | 看護師が患者の麻痺側から話しかけ，患者が健側前方にいる人を見たままである |

## 5）EさんとE受け持ち看護師

概要：

　Eさんは10代半ばに脳室内出血を発症し，もやもや病の診断で20代前半に左間接バイパス，20代後半に右間接バイパス，右VPシャントの手術を受けていた．Eさんは30代前半に右尾状核出血再発し，左間接バイパス，30代後半に右間接バイパスの手術を受けており，疾患とその対処を繰り返した経過があった．今回は，Eさんが自宅で倒れているところを家族に発見され，救急搬送された．Eさんは，右前頭葉出血と診断され，保存療法を受け，45日目に回復期リハビリテーション病棟に転院した．Eさんは左同名半盲，両滑車神経麻痺があり，右外斜視があった．Eさんの家族は夫で，夫は仕事の後によく見舞いに訪れていた．Eさんが回復期リハビリテーション病棟に転院し間もなくして，Eさんが反応緩慢になり痛み刺激に反応しなくなるという状況が，数日毎に起きるようになった．新たな出血性病変もなく，以前からこのような病状があったとのことで，医療者は心因性か非けいれん性てんかん重積か，注意を払っていた．抗てんかん薬も処方され始めた．観察7日目〈E1〉．この頃になると，病棟看護師らは，Eさんが訓練中に負荷が加わったり食堂で過ごした後など，泣きだす・無表情・反応が鈍くなる等の変化や，

時間を置くと改善することを，捉えつつあった．Eさんの退院後については，在宅復帰を視野に入れ調整されていた．排泄や移動などの新たな課題について，「Eさんはストレスが強くなると体調の変動が出る恐れがあるため，医療者は注意して進めていく」ことが，夫と医療者との間で話し合われていた．
　場面の所要時間は，約5分であった．

【E1　communion成立　患者が看護師のアプローチに動かず，看護師が患者の援助ニードを知る】
communion成立基準　A　看護師が患者に視線を合わせ触れ，患者が気づきやりとりが始まっている
① 　場面記述（約5分）

　　　午後2時ごろ，Eさんが車いすを右手足で漕ぎながら病室方向の廊下を進む．ステーション前の廊下で，E看護師が他患者の乗る車いすを後ろから両側のハンドルを持ち，Eさんの病室側へと進もうとしている．E看護師は，進みだす前に，後ろ，Eさんへと振り返る．Eさんが車いすを右手足で漕いでおり，E看護師が前からEさんの顔を覗き込み「どうしたの？」とEさんに声をかける．Eさんは車いすを漕ぐことをやめ，E看護師に向かって「間違い探しに行く」と呟くと，E看護師は「あっちにない？」とアームレストを前から持ち，Eさんの車いすの方向転換をする．E看護師が他患者の車いすを押し廊下を進んでいる間，Eさんはゆっくりと車いすの車輪を方向転換させ，病室側に向かせる．E看護師が戻ってきて，やや前のめりになってEさんに「あ，間違い探しなかった？」と声をかける．E看護師はEさんの顔を数秒見つめ真剣な面持ちで，Eさんの背部にいる研究者に向かって「今，ちょっとね」と小声で話す．E看護師の顔がEさんの顔から30cmまでの距離まで近づき，E看護師は「一緒に探しに行こうか，見てみる？ないみたい？」とゆっくり声をかけ，数秒待つ．Eさんは動きもなく何も言わない．E看護師がEさんを見つめたまま，「寝る？」と尋ねると，Eさんはすぐ『コク』と小さく頷く．〈観察7日目〉

② 　解釈

　Eさんが車いすを漕ぎ，病室に向かおうとしている．その前をE看護師が

同じ方向に向かって他の患者の車いすを押している．E看護師がEさんへと振り返ると，E看護師は何かしら気づいたのか，Eさんの顔を覗き込み，「どうしたの？」と尋ねる．Eさんの動きはそこで止まり，いつも独りで取り組んでいる「間違い探し」のノートについて「探しに行く」と呟く．このときE看護師はEさんが話すノートのありかが反対側のデイルームにあることを伝え，Eさんの車いすの向きを変える．これは，Eさんが発した言葉に添った援助であった．

　E看護師が他の患者の車いすを押している間に，Eさんは自分の車いすを再び病室に向ける．E看護師が再びEさんのもとにやってきて，Eさんがデイルームに探したけどノートがなかったから戻ってきたと考えたのか「あ，間違い探しなかった？」とEさんに声をかける．しかしここでE看護師はEさんの顔を数秒見つめ真剣な面持ちに変わる．E看護師は研究者に「今，ちょっとね」と知らせたように，Eさんに何かしらの変化があったサインを読みとったようである．E看護師は数日後のインタビューで，「あの，眼の前で自分の他の患者さんのことを仲良くしたりする姿を見るとやっぱり言葉がなくなったり，表情固まったり，することもあって．だから，あの，やっぱり，本人にとっては寂しいのもあるし，自分のことを見てほしいのもあるし，それで我慢をするんだけど我慢しきれなくなると，ちょっと反応としてそういうこう無になるっていうか，自分，Eさん自体自分の気持ちの切り替えとして無になるのかなという，のも感じる．だからあの，ちょっと気持ちが変だなとか，あの〜目つきが違うなとか，言葉数が少ないなってなったら，ちょっと環境を変えてあげるようにする，（居場所を）はい，それとか声掛けして，ちょっと優しくするとか」と話している．

　E看護師はEさんとの距離を近づけ，患者に添うような内容の言葉かけをゆっくりする．そして待つ．E看護師のアプローチにEさんは微動だにしない．E看護師はEさんを見つめるなかで，これまでの経験と合わせて，Eさんの援助ニードを類推したのか，Eさんに休息の希望を尋ねる．その類推は

ぴたりとあたり，Eさんは小さく頷く．E看護師はEさんとの言葉でのやりとりにおけるずれをEさんの動きから察知し，Eさんの援助ニードを知ろうとし続ける．Eさんは，自身の援助ニードにE看護師のアプローチが近づくまで，動かずにいる．E看護師の相手に添うような粘り強い関心に支えられ，Eさんは自身の援助ニードをE看護師に知ってもらい，援助を受けることになる．研究者は，Eさんの自我の強さと内に閉じこもるような弱さを感じつつ，E看護師のEさんを知って添おうとする努力を知る．

③ **援助ニード**

患者が休息する

④ **看護の機能**

A　看護師が患者に関心を向けていること
B　看護師が援助ニードを明確化すること
C　看護師が必要とされている援助を実施すること

⑤ **患者アウトカム**

C　患者が自分自身の状況を伝える

| communionのパタン | ⑥　患者─看護師の身体におけるやりとり |
| --- | --- |
| 患者看護師双方がが知り合い，向き合おうとしている | 看護師が患者へと振り返る |
| 患者看護師が向き合っていない | 患者が車いすを漕いでおり，看護師が前から顔を覗き込む患者が車いすを漕ぐことをやめ，看護師が患者の車いすを方向転換させる |
| 看護師が患者の援助ニードにアプローチし，患者が応じない | 患者が車いすを方向転換させ，看護師が近づいて前のめりになる<br>看護師が患者の顔を見つめ真剣な顔で患者の顔に近づき待ち，患者は動かない |
| 看護師が患者の援助ニードにアプローチし，患者が応じる<br>●患者の寂しさ | 看護師が見つめると，患者が小さく頷く |

## 3　bグループインタビューの結果

　研究参加看護師（異動者1名は除く）4名に，「各場面について，"communion"のパタン図の用い方は妥当か」「各場面について，"communion"のパタン図の表現は，言語表現よりも良く表しているか」「"communion"のパタン図は活用できそうか」について，資料を基にグループインタビューを実施した．グループインタビューは，A看護師とE看護師，B看護師とD看護師の組み合わせで，各1回ずつ（約60分）実施した．インタビュー内容は，逐語録にし，内容を質的に分析した．抽出したカテゴリーを《　》内に示した．

### 1) 各場面について，"communion"のパタン図の用い方は妥当か．

結果①《解釈内容に相違がある》（A看護師）
結果②《解釈内容に相違がある》（D看護師）
結果③《解釈内容に相違がある》（D看護師）
結果④《解釈内容について言われればそうかなと思う》（D看護師）
結果⑤《他のパタン図が場面と合っている》（A看護師）
結果⑥《このパタン図が場面と合っている》（A看護師）
結果⑦《パタン図の説明が場面と合っていない》（B看護師）
結果⑧《他の説明やパタン図の方が合っている》（B看護師）
結果⑨《まとめてひとつのパタン図になる》（D看護師）
結果⑩《看護師の意図はなく，どうだったかわからない》（D看護師）
結果⑪《看護師の意図はなく，どうだったかわからない》（D看護師）

### 2) 各場面について，"communion"のパタン図の表現は，言語表現よりも良く表しているか．

結果⑫《表示に追加説明が必要》（A看護師）
結果⑬《パタン図の意図がなじむと使えそう》（D看護師）
結果⑭《パタン図の説明が合っていない》（B看護師）

3）各場面における経験的主観的なやりとりについて他者に説明するとき，"communion"のパタン図を共通言語として活用できそうか．

結果⑮《新人看護師に対して使えそう》（E看護師）

結果⑯《他者との議論において使えそう》（A看護師・E看護師）

結果⑰《他職種や他チームに対して使えそう》（B看護師・D看護師）

結果⑱《理想とする患者－看護師関係を表している》（A看護師）

結果⑲《お互いの気持ちを確認し合えそう》（D看護師）

4）"communion"のパタン図は活用できそうか．

結果⑳《看護師の感情が一方的にならない》（E看護師）

結果㉑《家族と方向性がずれたときに役立てる》（E看護師）

結果㉒《確認する時間的余裕があるかどうか》（D看護師）

結果㉓《マニュアル化すると伝わって理解できるかもしれない》（D看護師）

　結果①～⑪を踏まえて，各場面記述と解釈を加筆修正した．結果のうち，研究者の解釈がより間主観的である内容についてはそのままとした．結果⑫～⑭を基に，フィールドワーク結果の内容を洗練させた．結果⑮～㉓を参考とし，次章の分析的な相における，表1【"communionのパタン図"における表示と意味】と，表2"communionのパタン"と"communionのパタン図"を作成した．

# 第3章　communion の分析的な相

## I　目的

　脳卒中失語症患者と看護師とのあいだにある理論的・経験的な構造を明確化することとした．
　第1章で導出された「communion の理論的構造」と，第2章で導出された「脳卒中失語症患者と看護師とのあいだにある communion の経験的構造」とを複合し分析することにより，「脳卒中失語症患者と看護師とのあいだにある communion の構造」を理論的・経験的に構造化し，「患者―看護師の身体におけるやりとり」から患者看護師の身体パタンとともに示した．

## II　分析方法

　フィールドワークの各観察場面を言語化し導出された"communion のパタン"の7種は，「communion の構造図」を基に図式化した"communion のパタン図" 7種を用いて，表2に示した．"communion のパタン図"に内在する表示と意味は，表1に示した．

表1　"communion のパタン図"における表示と意味

| 表示 | 意味 |
|---|---|
| 🔵 | 患者 |
| 🟡 | 看護師 |
| → | 接近 |

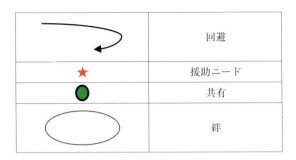

表2 "communion のパタン"と"communion のパタン図"

| communion のパタン | communion のパタン図 |
|---|---|
| A 患者看護師双方が知り合い，向き合おうとしている | |
| B 患者看護師が向き合っている | |
| C 患者看護師が向き合っていない | |
| D 患者看護師双方が患者の援助ニードに関心を向ける | |
| E 看護師が患者の援助ニードにアプローチし，患者が応じない | |
| F 看護師が患者の援助ニードにアプローチし，患者が応じる | |
| G 患者看護師それぞれが前進する | |

## Ⅲ　結果

### 1　communion の成立例における「脳卒中失語症患者と看護師とのあいだにある"communion のパタン図"と"患者―看護師の身体におけるやりとり"」

　観察場面を分析した結果，communion が成立したパタンがあった場面について，表中に communion のパタン，communion のパタン図，患者―看護師の身体におけるやりとりを，併せて示した．以下，患者のアルファベッド順，時系列順に示した．

【A1　communion 成立　看護師が患者の意向を尋ね，患者は意向を表し，双方がその意向を共有する】

| communion<br>のパタン | communion<br>のパタン図 | 患者―看護師の身体におけるやりとり |
|---|---|---|
| 患者看護師双方が知り合い，向き合おうとしている | ○→　←○ | 看護師が患者の視線よりも下に座り込み態勢を低くすると，患者の下向きの視界に看護師が入り，患者は視線だけやや上向きに看護師へと移す<br>看護師が車いすに座っている患者の前額部につくかつかないかまで前額部を寄せて離す |
| 患者看護師が向き合っている | ○→　　○ | 双方の視線が合う<br>看護師が自身の前額部につくかつかないかまで寄せて離す |
| 患者看護師双方が患者の援助ニードに関心を向ける | ○　★　○ | 看護師が患者の視界に入るように訓練スケジュールを指で差し示すと，患者はそれまで開けていた眼を閉じ，看護師が患者の麻痺側肘部をポンと叩く |
| 看護師が患者の援助ニードにアプローチし，患者が応じる | ○※○ | 看護師が訓練スケジュールを患者の胸元前あたりで見せ指差しながら尋ね患者の顔を見る<br>看護師が声に出して確認すると，患者が『そうだそうだ』と言ったように二回頷き，看護師も二回頷くと，患者は訓練スケジュールを見ており，す |

ぐに希望時間を指差す．看護師が患者の両肩をリズム良く軽く叩き患者の傍を離れ，患者は病室に残る

## 【A2　communion 成立　患者が看護師の挑発をかわし，いざとなると二人がタイミングを合わせて歩き出す】

| communion のパタン | communion のパタン図 | 患者―看護師の身体におけるやりとり |
|---|---|---|
| 看護師が患者の援助ニードにアプローチし，患者が応じない | | 患者が車いすを漕ぎ，看護師が患者の前で前傾姿勢になり杖を持つ仕草を見せ，『にやり』とする<br>看護師が患者の前にまっすぐ立つと，患者が肩をすくめ，顔を斜め下に数センチ振る<br>看護師が再び前傾姿勢をとり，患者が歩行開始場所に向かう<br>看護師が手すりに添わせ車いすをつけると，患者が手すりを健側の手で持つ<br>患者が麻痺側の手を大腿部に載せ，視線を移し，看護師が苦笑いする |
| 患者看護師が向き合っている | | 患者と看護師が顔を見合わす |
| 患者看護師が向き合っていない | | 看護師が患者の後方に離れ患者を観ており，患者が麻痺側の手を健側にあて伸展させ，健側手で麻痺側手指を押しては離し，健側手指で麻痺側手指をつまむ |
| 看護師が患者の援助ニードにアプローチし，患者が応じる | | 看護師が患者の麻痺側背後から近寄ると，患者が看護師を見やり，杖を持って立位になり，双方が一緒に歩き始める |

## 【A3 communion 成立　患者が訓練を終え戻り，看護師は患者に触れねぎらう】

| communion<br>のパタン | communion<br>のパタン図 | 患者―看護師の身体におけるやりとり |
|---|---|---|
| 患者看護師双方が知り合い，向き合おうとしている | | 患者が車いすを漕いでいると，看護師が病室から廊下に勢いよく出てくる<br>患者が廊下の真ん中を車いすで通りすぎようとしていると，看護師が患者の横から声をかける |
| 看護師が患者の援助ニードにアプローチし，患者が応じる | | 看護師が患者の背部から患者の両肩を両手で触れ，患者は眼を少し上に向けた程度で『コク』と頭を下げる |
| 患者看護師それぞれが前進する | | 看護師はすぐさま準備室に入り物品を探し，患者はそのままの動きと表情で車いすを進める |

## 【A4 communion 成立　看護師が外泊から戻った患者を歓迎し，患者が満たされた顔をみせる】

| communion<br>のパタン | communion<br>のパタン図 | 患者―看護師の身体におけるやりとり |
|---|---|---|
| 患者看護師双方が知り合い，向き合おうとしている | | 患者が車いすの方向を病室側からステーション側に向け，看護師がステーションから大股でどんどん歩いてくる |
| 患者看護師が向き合っている | | 看護師が近づいたところで患者看護師双方の視線が合う |
| 患者看護師が向き合っていない | | 看護師が笑顔で脊柱が伸び『おっと！』というように驚いた動きをし，洗面台の影に身を隠す素振りをする |
| 看護師が患者の援助ニードにアプローチし，患者が応じる | | 看護師が改めて患者の1メートル程度前まで近寄り立ち止まり，足を揃え両手を両大腿側面に手先を揃えて上半身全体を使って頭の位置が10センチ程度下がるくらいにお辞儀をすると，患者が顔だけ正面につきあげ上目遣いで見上げる |

| | | |
|---|---|---|
| | | 患者が満たされた笑顔で『コクッ』と頭を少し下げ,『にやり』とし視線を横にはずすと,看護師が患者との顔の距離が30cmの間隔で,位置が水平になるように近づく<br>患者看護師双方の目線が合い,患者が『コクッ』と頷く |

## 【A5 communion成立 患者は自ら立ち,看護師は追いかけ,歩く患者を見守る】

| communionのパタン | communionのパタン図 | 患者―看護師の身体におけるやりとり |
|---|---|---|
| 看護師が患者の援助ニードにアプローチし,患者が応じる | | 患者が車いすで移動し食堂を左に見て,車いすを止め,足を下ろし,手すりを握り立ち上がると,看護師が足早に近寄り患者の前に立ち,患者は渡された杖を持ち,方向転換し歩き始める |
| 患者看護師それぞれが前進する | | 看護師が1メートル離れたところで患者を見ており,患者は進行方向を見る<br>患者が一足弱の足運びで進み,看護師が患者の先を行く |
| 看護師が患者の援助ニードにアプローチし,患者が応じる | | 看護師が椅子を右45度程度斜めに開いて引き,患者が椅子とテーブルの間に身を入れる<br>看護師が椅子を擦るように押し,患者が椅子の位置である健側に顔に向け,健側の肘掛を握る<br>患者がゆっくりと膝関節を屈曲させ,看護師が患者の脊柱あたりを支えるように右手で触れ,患者が座るまで背中を右手掌で支え,患者は座り終えると『コク』と頷く |

第3章　communionの分析的な相　111

【A6　communion成立　看護師が患者の進路にあえて立ちはだかり，患者は看護師にあえてぶつかる】

| communion<br>のパタン | communion<br>のパタン図 | 患者―看護師の身体におけるやりとり |
|---|---|---|
| 看護師が患者の援助ニードにアプローチし，患者が応じる | | 患者が車いすで病室に向かうと，看護師が腰で手を組み，両足を肩幅程度に広げ立っていると，患者が看護師に向かってやや右側を進み，看護師がいる場所より2メートル程度前で左側に進み，車いすでゆっくりと看護師にぶつかる<br>看護師が顔を患者に向けたまま右足を軸にして半回転し，笑顔で背部と臀部を患者に向けると，患者はゆっくり前進し看護師の横を通り過ぎようとすると，看護師が下を向き，声をかけ，患者が笑いながら通り過ぎる |

【A7　communion成立　患者と看護師が歩きながら，双方のあいだを縮めたり離れたりさせる】

| communion<br>のパタン | communion<br>のパタン図 | 患者―看護師の身体におけるやりとり |
|---|---|---|
| 患者看護師双方が患者の援助ニードに関心を向ける | | 患者が席を立ちあがり看護師が患者の背後に近寄ると，患者がゆっくり右後ろに方向転換し，看護師が腰背部で手を組み患者の2メートル先に立つ |
| 看護師が患者の援助ニードにアプローチし，患者が応じる | | 患者が立ち眼を下に向けキョロキョロと動かし口元は緩んでおり，看護師が患者の麻痺側に立つと，患者は一歩ずつ看護師に近寄り看護師と10センチ程度まで顔を近づけ，視線を合わせず『にやっ』と笑い進み始める<br>看護師が患者に顔を近づけたまま患者の麻痺側横についていくと患者が『にやり』とし歩く |
| 患者看護師双方が患者の援助ニードに関心を向ける | | 患者が車いすのある場所に足先を向けると，看護師が患者の後ろからついて歩き，患者の上衣のめくれている腰部分をつかみ殿部方向にひっぱり，ポンポンと整える．<br>看護師が患者の健側の1メートル前に回り込み患者の胸元あたりを見ると，患者が微笑み，看護師が患者の麻痺側肩5センチ程度まで鼻を近づけ匂いを嗅ぎ，患者はそのまま一歩一歩進む |

【A9 communion成立 患者が歩いているとき，看護師は患者と他者とのつながりを作り，患者が微笑む】

| communionのパタン | communionのパタン図 | 患者―看護師の身体におけるやりとり |
|---|---|---|
| 看護師が患者の援助ニードにアプローチし，患者が応じる | | 看護師が患者の病室へとどんどん歩き患者の病室に入り，目線を車いすに乗っている患者の目線まで合わせると，患者が一呼吸置きイヤホンをはずしテレビの電源を消し，座り直し車いすを後進させる<br>看護師は患者の車いすに手を添え患者の杖を患者の健側前に置き，患者は杖を持ち立ち上がり歩きだす |
| 患者看護師双方が患者の援助ニードに関心を向ける | | 看護師は患者の麻痺側横に並び腰で手を組み，にこにこすると患者は目線を前にして歩き続け，看護師が患者の顔を下から覗き込みにこにこする |
| 看護師が患者の援助ニードにアプローチし，患者が応じない | | 患者は健側手を杖から離し自分の鼻を健側第二指で二往復程度，掻き，看護師は患者と病室を出て二三歩進みながら後ろを振り返る |
| 患者看護師が向き合っていない | | 看護師は別の病室に入り，一旦10メートル程度後ろの患者を見て，患者がステーションに差し掛かると看護師が患者の1メートル前に近づき立ちはだかり笑い，患者は同じペースで歩き看護師は離れて食堂に行く |
| 看護師が患者の援助ニードにアプローチし，患者が応じる | | 患者が食堂に辿り着くと看護師が食堂奥から近寄り患者の前に立ちはだかり笑顔になり，患者はそのまま歩き続け看護師の右横をすれ違うとき，患者の右足先端が看護師の右足先端に載り患者が笑う |

第3章 communion の分析的な相　113

【B1　communion 成立　看護師が患者の足を支えつつ薬を擦りこみ，患者はその動きに合わせる】

| communion のパタン | communion のパタン図 | 患者―看護師の身体におけるやりとり |
|---|---|---|
| 患者看護師が向き合っている | | 看護師が患者に近寄り患者の前に立ち，患者が看護師の顔を見上げると，看護師が患者の足元に座り込む |
| 患者看護師双方が患者の援助ニードに関心を向ける | | 看護師が患者の足を支えながら靴を脱がせ，患者が見ている |
| 看護師が患者の援助ニードにアプローチし，患者が応じる | | 看護師が患者の足を支えながら，患者の足指間に軟膏を擦りこむ<br>看護師が患者の靴下を持つと，患者が足を靴から浮かせる<br>看護師が両手で患者に靴下を着けズボン裾を伸ばすと，患者が折れた靴を伸ばして履く |

【B3　communion 成立　看護師のアプローチがあり，患者が時間やタイミングを知る】

| communion のパタン | communion のパタン図 | 患者―看護師の身体におけるやりとり |
|---|---|---|
| 患者看護師が向き合っている | | 看護師が患者のベッド近くに立ち，患者と目が合う<br>看護師が患者に食事のジェスチャー（お椀の中身をお箸で二回掬う）をする<br>患者と看護師とが見つめ合う |
| 看護師が患者の援助ニードにアプローチし，患者が応じる | | 看護師が患者にもう一度食事のジェスチャー（お椀の中身をお箸で二回掬う）をすると，患者が看護師のジェスチャーと声かけに応じ，臥位から端座位をとる<br>看護師が患者の痛む部位を触り患者を見つめると，患者が「あああ」と言う<br>看護師が声かけをすると，患者が声かけに応じ，立ち上がり食堂に向かう |

【B4 communion成立 患者が不快そうにしており,看護師が気にかけ続け,世話をする】

| communion<br>のパタン | communion<br>のパタン図 | 患者―看護師の身体におけるやりとり |
|---|---|---|
| 患者看護師双方が患者の援助ニードに関心を向ける | | 患者がベッドサイドで下衣と下着を下ろしており,看護師が患者に声をかける<br>看護師が他患者に関わりながら,横目で患者を見る |
| 看護師が患者の援助ニードにアプローチし,患者が応じない | | 看護師が患者の傍に近づき声をかけ,患者の下着の中を見る<br>患者が看護師のトイレ誘導を断り,看護師が上半身を仰け反らせる<br>看護師が患者の顔を覗き込み,患者が動かないでいる |
| 看護師が患者の援助ニードにアプローチし,患者が応じる | | 看護師が近づき尋ねると,患者が首を傾げ言葉で答える |

【B5 communion成立 患者が失禁のあと迷っており,看護師が世話をする】

| communion<br>のパタン | communion<br>のパタン図 | 患者―看護師の身体におけるやりとり |
|---|---|---|
| 看護師が患者の援助ニードにアプローチし,患者が応じない | | 看護師が患者に必要なパッドを取りに行き患者に渡すと,患者は置こうとし,看護師が患者の手からパッドを受け取る |
| 看護師が患者の援助ニードにアプローチし,患者が応じる | | 看護師が患者の下衣と下着を下ろし援助し,患者が「ああ」と応じる |

## 【B6 communion 成立　看護師が患者の援助ニードを推測するも，患者は看護師に頼らない】

| communionのパタン | communionのパタン図 | 患者—看護師の身体におけるやりとり |
|---|---|---|
| 患者看護師が向き合っている | | 看護師が患者の前に向き合う |
| 患者看護師が向き合っていない | | 看護師が首を傾げて，「湿布が必要か」尋ねると，患者が断る<br>看護師が再び痛みを尋ね，患者は下を向いている<br>看護師が患者を見つめて「大丈夫か」尋ねると，患者は下を向いている |
| 看護師が患者の援助ニードにアプローチし，患者が応じる | | 看護師が患者に暑さを尋ねると，患者が看護師を見て「暑い」と答え，看護師が患者を見て明るい声で復唱する |
| 看護師が患者の援助ニードにアプローチし，患者が応じない | | 看護師が訓練表を見て患者に尋ね，患者は周りを見まわしている |

## 【B7 communion 成立　看護師が患者の気がかりに寄り添い，患者がため息をつく】

| communionのパタン | communionのパタン図 | 患者—看護師の身体におけるやりとり |
|---|---|---|
| 看護師が患者の援助ニードにアプローチし，患者が応じない | | 看護師が患者の麻痺側に座り込み患者を見上げると，患者が看護師を見て目を伏せる |
| 患者看護師双方が患者の援助ニードに関心を向ける | | 看護師が両手で患者の麻痺側の手を触ると，患者が麻痺側の手を見る<br>看護師が患者を見上げ，患者がゆっくり麻痺側の手の掌握を繰り返し見つめる<br>患者がもう片方健側の手を見せ，看護師が患者の麻痺側の手を見る |

| | | |
|---|---|---|
| | | 看護師が患者の両手を触り麻痺側の手をさすり，患者と看護師が患者の麻痺側の手を見つめる |
| 患者看護師が向き合っていない | | 看護師は患者の顔を見上げ，患者は手を見たままである |
| 患者看護師双方が患者の援助ニードに関心を向ける | | 看護師が両手で患者の手を持ち，患者の顔を見ると，患者が看護師の顔を見る<br>看護師が目を広げて驚き，患者が手で膝をさすり下肢が貧乏ゆすりになる |
| 看護師が患者の援助ニードにアプローチし，患者が応じる | | 看護師が手を握ったり開いたりすると，患者ははにかんで笑い，看護師が患者の両手をさする<br>看護師が手で患者の肩をさすり，首を傾けると，患者が膝をさする<br>看護師が患者の両膝までズボンをめくり両膝下まで隠す<br>看護師が患者の手を触り，おさえつけ，つまむ．<br>看護師が第2手指を患者の第1指と第2指との間に入れると，患者が手を見つめる<br>患者が声のトーンを下げると，看護師が患者を見つめる<br>患者が手を見つめると，看護師が患者の顔を見て手を触れる<br>患者がため息をつくと，看護師は患者の手を触れる<br>看護師が患者の麻痺側で立ちあがり上から下を見て，患者が健側の手で麻痺側の手を触る |

【C1　communion成立　看護師が言葉を促し，患者がそれに応じる】

| communionのパタン | communionのパタン図 | 患者―看護師の身体におけるやりとり |
|---|---|---|
| 看護師が患者の援助ニードにアプローチし，患者が応じない | | 看護師が右手の握り拳を，第一指を上，第五指を下にして，顎から10センチ程度離し，左右に10センチ幅程度二三回往復させると，患者がはにかむ |

| 看護師が患者の援助ニードにアプローチし，患者が応じる |  | 看護師が右手掌を前に向けて広げ，右耳介後部に第一指を当てて，首を右に10度程度傾けて静止し患者を見つめると，患者が看護師を見上げ，顎を突き上げながら言葉を出し，言い終わると顎を下げ，看護師が両眼の眼尻を下げ，右第一指先端と第二指先端をくっつけ丸を作り，「オッケイ」と話す |

【C2　communion 成立　患者が看護師の言葉の促しを試み，看護師がその限界を理解する】

| communionのパタン | communionのパタン図 | 患者―看護師の身体におけるやりとり |
|---|---|---|
| 患者看護師が向き合っている |  | 患者が車いすを方向転換させ看護師と目が合う<br>看護師が笑顔で話すと，患者が笑顔で頷く |
| 看護師が患者の援助ニードにアプローチし，患者が応じる |  | 看護師が耳を澄ます素振りをして患者と目を合わせる<br>看護師がトイレの方を右手で指差し，2〜3秒後その指差した右手を病室側に向けると，患者はすぐに節をつけて話す<br>看護師は中腰になりその姿勢のままで首を右に傾けると，患者は同じように節をつけて何か話す |
| 患者看護師双方が患者の援助ニードに関心を向ける |  | 看護師が中腰のまま尋ね，トイレを指差すと患者は急ぐように小刻みに頷く<br>患者が看護師の前を横切り，病室の前を通り過ぎ，トイレ前に行くと，看護師が患者の車いす後ろに立ち，一緒にカーテン奥のトイレに向かう |

【E1　communion 成立　患者が看護師のアプローチに動かず，看護師が患者の援助ニードを知る】

| communion のパタン | communion のパタン図 | 患者―看護師の身体におけるやりとり |
|---|---|---|
| 患者看護師双方が知り合い，向き合おうとしている | | 看護師が患者へと振り返る |
| 患者看護師が向き合っていない | | 患者が車いすを漕いでおり，看護師が前から顔を覗き込む患者が車いすを漕ぐことをやめ，看護師が患者の車いすを方向転換させる |
| 看護師が患者の援助ニードにアプローチし，患者が応じない | | 患者が車いすを方向転換させ，看護師が近づいて前のめりになる<br>看護師が患者の顔を見つめ真剣な顔で患者の顔に近づき待ち，患者は動かない |
| 看護師が患者の援助ニードにアプローチし，患者が応じる | | 看護師が見つめると，患者が小さく頷く |

2　communion の不成立例における「脳卒中失語症患者と看護師とのあいだにある"communion のパタン図"と"患者―看護師の身体におけるやりとり"」

観察場面を分析した結果 communion が成立したパタンがなかった場面について，communion のパタン，communion のパタン図，患者―看護師の身体におけるやりとりを，併せて示す．以下，患者のアルファベッド順，時系列順に示す．

## 【A8　communion 不成立　看護師が患者にコールを押すことを伝えるも，患者が理解しているかわからない】

| communion のパタン | communion のパタン図 | 患者―看護師の身体におけるやりとり |
|---|---|---|
| 患者看護師双方が知り合い，向き合おうとしている | ○→ ←○ | 看護師が患者の病室に入り，患者が車いすに乗り床頭台に向いている |
| 患者看護師が向き合っている | ○→←○ | 看護師が患者の麻痺側に立ち腰を曲げ90度前屈し，双方の顔の距離が20センチ程度になり，患者が看護師の方を向き，目を合わせる．<br>看護師が話すと患者が首をつきだし，看護師が一息置き，看護師が患者を見つめ，患者が首をつきだす<br>看護師が患者を見つめ上半身と右手をぐっと伸ばしコールのスイッチを右手で握り取り上げ患者の麻痺側やや前から患者を見ると，患者がコールのスイッチの方に顔を向ける |
| 看護師が患者の援助ニードにアプローチし，患者が応じない | ○ ★ ○ | 看護師が患者と目線を同じにし手でマスクをあごにずらし患者を見て顔をかしげ，曲げていた腰を伸ばし立位になる<br>看護師が座り込みマットをはがし始め，患者が車いすをゆっくり後進させマットから降りて車いすを止め，看護師はマットのテープを全て外し廊下に出ていく |

## 【B2　communion 不成立　患者が身体バランスを崩したやいなや看護師が一歩踏み出す】

| communion のパタン | communion のパタン図 | 患者―看護師の身体におけるやりとり |
|---|---|---|
| 患者看護師が向き合っていない | ○→ ←○ | 看護師が病棟に目を配っており，患者が立ち上がって歩き出す |
| 看護師が患者の援助ニードにアプローチし，患者が応じない | ○ ★ ○ | 患者は麻痺側足が床につっかかったと同時に，看護師が足を一歩踏み出す<br>患者は傾いた身体を立て直し，看護師がほっと肩をなでおろす |

【D1　communion 不成立　看護師が処置室で患者の家族に指導をしているあいだ，患者は研究者を観る】

| communion のパタン | communion のパタン図 | 患者―看護師の身体におけるやりとり |
|---|---|---|
| 看護師が患者の援助ニードにアプローチし，患者が応じない | | 看護師が患者家族と話しており，患者が嫌そうな表情でうつむいている |
| 患者看護師が向き合っていない | | 看護師が患者の麻痺側に立ち，患者が健側前方下を見る |
| 看護師が患者の援助ニードにアプローチし，患者が応じない | | 看護師が患者の麻痺側から話しかけ，患者が健側前方にいる人を見たままである |

## 3　脳卒中失語症患者と看護師とのあいだにある communion のパタン図と患者―看護師の身体パタン

7種の「脳卒中失語症患者と看護師とのあいだにある communion のパタン図」について，「患者―看護師の身体におけるやりとり」から「患者―看護師の身体パタン」を導出した．

| communion のパタン図 | | 患者―看護師の身体におけるやりとり | 患者―看護師の身体パタン |
|---|---|---|---|
| | A1 | 看護師が患者の視線よりも下に座り込み態勢を低くすると，患者の下向きの視界に看護師が入り，患者は視線だけやや上向きに看護師へと移す　看護師が車いすに座っている患者の前額部につくかつかないかまで前額部を寄せて離す | 看護師が，患者の視界に入る |
| | A3 | 患者が車いすを漕いでいると，看護師が病室から廊下に勢いよく出てくる | 看護師が，患者がいる場所に近づく |

|  |  |  |  |
|---|---|---|---|
|  |  | 患者が廊下の真ん中を車いすで通りすぎようとしていると，看護師が患者の横から声をかける |  |
|  | A4 | 患者が車いすの方向を病室側からステーション側に向け，看護師がステーションから大股でどんどん歩いてくる | 看護師が，患者がいる場所に近づく |
|  | A8 | 看護師が患者の病室に入り，患者が車いすに乗り床頭台に向いている | 看護師が，患者がいる場所に近づく |
|  | E1 | 看護師が患者へと振り返る | 看護師が，患者の視界に入る |
| ○→● | A1 | 双方の視線が合う<br>看護師が自身の前額部につくかつかないかまで寄せて離す | 患者と看護師が，眼を合わせる<br>患者と看護師が，顔を合わせる |
|  | A2 | 患者と看護師が顔を見合わす | 患者と看護師が，顔を合わせる |
|  | A4 | 看護師が近づいたところで患者看護師双方の視線が合う | 患者と看護師が，眼を合わせる |
|  | A8 | 看護師が患者の麻痺側に立ち腰を曲げ90度前屈し，双方の顔の距離が20センチ程度になり，患者が看護師の方を向き，目を合わせる．<br>看護師が話すと患者が首をつきだし，看護師が一息置き，看護師が患者を見つめ，患者が首をつきだす<br>看護師が患者を見つめ上半身と右手をぐっと伸ばしコールのスイッチを右手で握り取り上げ患者の麻痺側やや前から患者を見ると，患者がコールのスイッチの方に顔を向ける | 患者と看護師が，眼を合わせる<br>患者と看護師が，顔を合わせる |
|  | B1 | 看護師が患者に近寄り患者の前に立ち，患者が看護師の顔を見上げると，看護師が患者の足元に座り込む | 患者と看護師が，顔を合わせる |
|  | B3 | 看護師が患者のベッド近くに立ち，患者と目が合う<br>看護師が患者に食事のジェスチャー（お椀の中身をお箸で二回掬う）をする<br>患者と看護師とが見つめ合う | 患者と看護師が，眼を合わせる |

| | | | |
|---|---|---|---|
| | B6 | 看護師が患者の前に向き合う | 患者と看護師が、顔を合わせる |
| | C2 | 患者が車いすを方向転換させ看護師と目が合う | 患者と看護師が、眼を合わせる |
| | | 看護師が笑顔で話すと、患者が笑顔で頷く | 患者と看護師が、顔を合わせる |
| ○→ ← ● | A2 | 看護師が患者の後方に離れ患者を観ており、患者が麻痺側の手を健側にあて伸展させ、健側手で麻痺側手指を押しては離し、健側手指で麻痺側手指をつまむ | 患者が自分の身体を確かめるように触り、看護師が患者を見つめる |
| | A4 | 看護師が笑顔で脊柱が伸び『おっと！』というように驚いた動きをし、洗面台の陰に身を隠す素振りをする | 患者が看護師を見つめ、看護師が離れる |
| | A9 | 看護師は別の病室に入り、一旦10メートル程度後ろの患者を見て、患者がステーションに差し掛かると看護師が患者の1メートル前に近づき立ちはだかり笑い、患者は同じペースで歩き看護師は離れて食堂に行く | 患者が看護師を見つめ、看護師が離れる |
| | B2 | 看護師が病棟に目を配っており、患者が立ち上がって歩き出す | 看護師が患者を見つめ、患者が自分を見つめる |
| | B6 | 看護師が首を傾けて、「湿布が必要か」尋ねると、患者が断る | 患者が下を見て、看護師が患者を見つめる |
| | | 看護師が再び痛みを尋ね、患者は下を向いている | |
| | | 看護師が患者を見つめて「大丈夫か」尋ねると、患者は下を向いている | |
| | B7 | 看護師は患者の顔を見上げ、患者は麻痺側の手を見たままである | 看護師が患者を見つめ、患者が自分を見つめる |
| | D1 | 看護師が患者の麻痺側に立ち、患者が健側前方下を見る | 患者が下を見て、看護師が患者を見つめる |
| | E1 | 患者が車いすを漕いでおり、看護師が前から顔を覗き込み、患者が車いすを漕ぐことをやめ、看護師が患者の車いすを方向転換させる | 患者が看護師を見つめ、看護師が離れる |

|  | A2 | 患者が車いすを漕ぎ，看護師が患者の前で前傾姿勢になり杖を持つ仕草を見せ，『にやり』とする<br>看護師が患者の前にまっすぐ立つと，患者が肩をすくめ，顔を斜め下に数センチ振る<br>看護師が再び前傾姿勢をとり，患者が歩行開始場所に向かう<br>看護師が手すりに添わせ車いすをつけると，患者が手すりを健側の手で持つ<br>患者が麻痺側の手を大腿部に載せ，視線を移し，看護師が苦笑いする | 看護師が患者を見つめ，患者が自分を見つめる |
|---|---|---|---|
| | A8 | 看護師が患者と目線を同じにし手でマスクをあごにずらし患者を見て顔をかしげ，曲げていた腰を伸ばし立位になる<br>看護師が座り込みマットをはがし始め，患者が車いすをゆっくり後進させマットから降りて車いすを止め，看護師はマットのテープを全て外し廊下に出ていく | 看護師が患者に動きを示し，患者がその動きをしない |
| | A9 | 患者は健側手を杖から離し自分の鼻を健側第二指で二往復程度，掻き，看護師は患者と病室を出て二三歩進みながら後ろを振り返る | 看護師が患者に動きを示し，患者がその動きをしない |
| | B2 | 患者は麻痺側足が床につっかかったと同時に，看護師が足を一歩踏み出す<br>患者は傾いた身体を立て直し，看護師がほっと肩をなでおろす | 看護師が患者に近づき，患者が動かない |
| | B4 | 看護師が患者の傍に近づき声をかけ，患者の下着の中を見る<br>患者が看護師のトイレ誘導を断り，看護師が上半身を仰け反らせる<br>看護師が患者の顔を覗き込み，患者が動かないでいる | 看護師が患者に近づき，患者が動かない |
| | B5 | 看護師が患者に必要なパッドを取りに行き患者に渡すと，患者は置こうとし，看護師が患者の手からパッドを受け取る | 看護師が患者に動きを示し，患者がその動きをしない |
| | B6 | 看護師が訓練表を見て患者に尋ね，患者は周りを見まわしている | 看護師が患者に動きを示し，患者がその動きをしない |

| | | | | |
|---|---|---|---|---|
| | | B7 | 看護師が患者の麻痺側に座り込み患者を見上げると，患者が看護師を見て目を伏せる | 看護師が患者に動きを示し，患者がその動きをしない |
| | | C1 | 看護師が右手の握り拳を，第一指を上，第五指を下にして，顎から10センチ程度離し，左右に10センチ幅程度二三回往復させると，患者がはにかむ | 看護師が患者に動きを示し，患者がその動きをしない |
| | | D1 | 看護師が患者家族と話しており，患者が嫌そうな表情でうつむいている | 看護師が患者に近づき，患者が動かない |
| | | D1 | 看護師が患者の麻痺側から話しかけ，患者が健側前方にいる人を見たままである | 看護師が患者に近づき，患者が動かない |
| | | E1 | 患者が車いすを方向転換させ，看護師が近づいて前のめりになる<br>看護師が患者の顔を見つめ真剣な顔で患者の顔に近づき待ち，患者は動かない | 看護師が患者に近づき，患者が動かない |
| | | A1 | 看護師が患者の視界に入るように訓練スケジュールを指で差し示すと，患者はそれまで開けていた眼を閉じ，看護師が患者の麻痺側肘部をポンと叩く | 患者が看護師を見つめ，看護師が患者の身体に触れる |
| | | A7 | 患者が席を立ちあがり看護師が患者の背後に近寄ると，患者がゆっくり右後ろに方向転換し，看護師が腰背部で手を組み患者の2メートル先に立つ | 患者が立ち上がり，看護師が患者に近づき，患者が歩く |
| | | A7 | 患者が車いすのある場所に足先を向けると，看護師が患者の後ろからついて歩き，患者の上衣のめくれている腰部分をつかみ殿部方向にひっぱり，ポンポンと整える．<br>看護師が患者の健側の1メートル前に回り込み患者の胸元あたりを見ると，患者が微笑み，看護師が患者の麻痺側肩5センチ程度まで鼻を近づけ匂いを嗅ぎ，患者はそのまま一歩一歩進む | 患者が看護師を見つめ，看護師が患者の身体に触れる<br>患者が一歩一歩進み，看護師が患者とともに進む |
| | | A9 | 看護師は患者の麻痺側横に並び腰で手を組み，にこにこすると患者は目線を前にして歩き続け，看護師が患者の顔を下から覗き込みにこにこする | 患者が一歩一歩進み，看護師が患者とともに進む |

| | | | |
|---|---|---|---|
| | B1 | 看護師が患者の足を支えながら靴を脱がせ，患者が見ている | 患者が看護師を見つめ，看護師が患者の身体に触れる |
| | B4 | 患者がベッドサイドで下衣と下着を下ろしており，看護師が患者に声をかける<br>看護師が他患者に関わりながら，横目で患者を見る | 患者が立ち上がり，看護師が患者に近づき，患者が歩く |
| | B7 | 看護師が両手で患者の麻痺側の手を触ると，患者が麻痺側の手を見る<br>看護師が患者を見上げ，患者がゆっくり麻痺側の手の掌握を繰り返し見つめる<br>患者がもう片方健側の手を見せ，看護師が患者の麻痺側の手を見る<br>看護師が患者の両手を触り麻痺側の手をさすり，患者と看護師が患者の麻痺側の手を見つめる | 患者が看護師を見つめ，看護師が患者の身体に触れる |
| | B7 | 看護師が両手で患者の麻痺側の手を持ち，患者の顔を見ると，患者が看護師の顔を見る<br>看護師が目を広げて驚き，患者が健側の手で健側の膝をさすり健側の下肢が貧乏ゆすりになる | 患者が看護師を見つめ，看護師が患者の身体に触れる |
| | C2 | 看護師が中腰のまま尋ね，トイレを指差すと患者は急くように小刻みに頷く<br>患者が看護師の前を横切り，病室の前を通り過ぎ，トイレ前に行くと，看護師が患者の車いす後ろに立ち，一緒にカーテン奥のトイレに向かう | 患者が一歩一歩進み，看護師が患者とともに進む |
| | A1 | 看護師が訓練スケジュールを患者の胸元前あたりで見せ指差しながら尋ね患者の顔を見ると，患者は訓練スケジュールを見ており，すぐに希望時間を指差す<br>看護師が患者の顔を覗きこみながら声に出して確認すると，患者が『うんうん』と言ったように二回頷き，看護師も『うんうん』と言ったように二回頷く<br>看護師が患者の両肩をリズム良く軽く叩き患者の傍を離れ，患者は病室に残る | 看護師が患者に動きや言葉を誘い，患者が応じる |

| A2 | 看護師が患者の麻痺側背後から近寄ると，患者が看護師を見やり，杖を持って立位になり，双方が一緒に歩き始める | 看護師の動きに，患者が呼応する |
|---|---|---|
| A3 | 看護師が患者の背部から患者の両肩を両手で触れ，患者は眼を少し上に向けた程度で『コク』と頭を下げる | 看護師の動きに，患者が呼応する |
| A4 | 看護師が改めて患者の1メートル程度前まで近寄り立ち止まり，足を揃え両手を両大腿側面に手先を揃えて上半身全体を使って頭の位置が10センチ程度下がるくらいにお辞儀をすると，患者が顔だけ正面につきあげ上目遣いで見上げる<br>患者が満たされた笑顔で『コクッ』と頭を少し下げ，『にやり』とし視線を横にはずすと，看護師が患者との顔の距離が30cmの間隔で，位置が水平になるように近づく<br>患者看護師双方の目線が合い，患者が『コクッ』と頷く | 看護師の動きに，患者が呼応する |
| A5 | 患者が車いすで移動し食堂を左に見て，車いすを止め，足を下ろし，手すりを握り立ち上がると，看護師が足早に近寄り患者の前に立ち，患者は渡された杖を持ち，方向転換し歩き始める | 看護師が患者に動きや言葉を誘い，患者が応じる |
| A5 | 看護師が椅子を右45度程度斜めに開いて引き，患者が椅子とテーブルの間に身を入れる<br>看護師が椅子を擦るように押し，患者が椅子の位置である健側に顔を向け，健側の肘掛を握る<br>患者がゆっくりと膝関節を屈曲させ，看護師が患者の脊柱あたりを支えるように右手で触れ，患者が座るまで背中を右手掌で支え，患者は座り終えると『コク』と頷く | 看護師が患者に動きや言葉を誘い，患者が応じる |
| A6 | 患者が車いすで病室に向かうと，看護師が腰で手を組み，両足を肩幅程度に広げ立っていると，患者が看護師に向かってやや右側を進み，看護師がいる場所より2メートル程度前で左側に進み，車いすでゆっくりと看護師にぶつかる | 看護師の動きに，患者が呼応する |

| | | | |
|---|---|---|---|
| | | 看護師が顔を患者に向けたまま右足を軸にして半回転し，笑顔で背部と臀部を患者に向けると，患者はゆっくり前進し看護師の横を通り過ぎようとすると，看護師が下を向き，声をかけ，患者が笑いながら通り過ぎる | |
| | A7 | 患者が立ち眼を下に向けキョロキョロと動かせ口元は緩んでおり，看護師が患者の麻痺側に立つと，患者は一歩ずつ看護師に近寄り看護師と10センチ程度まで顔を近づけ，視線を合わせず『にやっ』と笑い進み始める<br>看護師が患者に顔を近づけたまま患者の麻痺側横についていくと患者が『にやり』とし歩く | 看護師が患者に動きや言葉を誘い，患者が応じる |
| | A9 | 看護師が患者の病室へとどんどん歩き患者の病室に入り，目線を車いすに乗っている患者の目線まで合わせると，患者が一呼吸置きイヤホンをはずしテレビの電源を消し，座り直し車いすを後進させる<br>看護師は患者の車いすに手を添え患者の杖を患者の健側前に置き，患者は杖を持ち立ち上がり歩きだす | 看護師が患者に動きや言葉を誘い，患者が応じる |
| | A9 | 患者が食堂に辿り着くと看護師が食堂奥から近寄り患者の前に立ちはだかり笑顔になり，患者はそのまま歩き続け看護師の右横をすれ違うとき，患者の右足先端が看護師の右足先端に載り患者が笑う | 看護師の動きに，患者が呼応する |
| | B1 | 看護師が患者の足を支えながら，患者の足指間に軟膏を擦りこむ<br>看護師が患者の靴下を持つと，患者が足を靴から浮かせる<br>看護師が両手で患者に靴下を着けズボン裾を伸ばすと，患者が折れた靴を伸ばして履く | 看護師が患者に動きを示し，患者がその動きに身を任せる |
| | B3 | 看護師が患者にもう一度食事のジェスチャー（お椀の中身をお箸で二回掬う）をすると，患者が看護師のジェスチャーと声かけに応じ，臥位から端座位をとる | 看護師が患者に動きや言葉を誘い，患者が応じる |

| | | 看護師が患者の痛む部位を触り患者を見つめると，患者が「あああ」と言う<br>看護師が声かけをすると，患者が声かけに応じ，立ち上がり食堂に向かう | |
| --- | --- | --- | --- |
| | B4 | 看護師が近づき尋ねると，患者が首を傾げ言葉で答える | 看護師が患者に動きや言葉を誘い，患者が応じる |
| | B5 | 看護師が患者の下衣と下着を下ろし援助し，患者が「ああ」と応じる | 看護師が患者に動きや言葉を誘い，患者が応じる |
| | B6 | 看護師が患者に暑さを尋ねると，患者が看護師を見て「暑い」と答え，看護師が患者を見て明るい声で復唱する | 看護師が患者に動きや言葉を誘い，患者が応じる |
| | B7 | 看護師が手を握ったり開いたりすると，患者ははにかんで笑い，看護師が患者の両手をさする<br>看護師が手で患者の肩をさすり，首を傾けると，患者が膝をさする<br>看護師が患者の両膝までズボンをめくり両膝下まで隠す<br>看護師が患者の手を触り，おさえつけ，つまむ．<br>看護師が第2手指を患者の第1指と第2指との間に入れると，患者が手を見つめる<br>患者が声のトーンを下げると，看護師が患者を見つめる<br>患者が手を見つめると，看護師が患者の顔を見て手を触れる<br>患者がため息をつくと，看護師は患者の手を触れる<br>看護師が患者の麻痺側で立ちあがり上から下を見て，患者が健側の手で麻痺側の手を触る | 看護師の動きに，患者が呼応する |
| | C1 | 看護師が右手掌を前に向けて広げ，右耳介後部に第一指を当てて，首を右に10度程度傾けて静止し患者を見つめると，患者が看護師を見上げ，顎を突き上げながら言葉を出し，言い終わると顎を下げ，看護師が両眼の眼尻を下げ，右第一指先端と第二指先端をくっつけ丸を作り，「オッケイ」と話 | 看護師が患者に動きや言葉を誘い，患者が応じる |

| | | | |
|---|---|---|---|
| | C2 | 看護師が耳を澄ます素振りをして患者と目を合わせる<br>看護師がトイレの方を右手で指差し，二三秒後その指差した右手を病室側に向けると，患者はすぐに節をつけて話す<br>看護師は中腰になりその姿勢のまま首を右に傾けると，患者は同じように節をつけて何か話す | 看護師が患者に動きや言葉を誘い，患者が応じる |
| | E1 | 看護師が見つめると，患者が小さく頷く | 看護師の動きに，患者が呼応する |
| | A3 | 看護師はすぐさま準備室に入り物品を探し，患者はそのままの動きと表情で車いすを進める | 患者が前に進み，看護師が見届け離れる |
| | A5 | 看護師が1メートル離れたところで患者を見ており，患者は進行方向を見る<br>患者が一足弱の足運びで進み，看護師が患者の先を行く | 患者と他者がつながり，看護師が離れる |

## 4　脳卒中失語症患者と看護師とのあいだにある communion（交感）の構造

　本研究の目的は，脳卒中失語症患者と看護師とのあいだにある communion の構造化である．構造は，7種の communion のパタン（【　】内に示す）と各パタン図（【　】左に示す），および患者─看護師の身体パタン（〔　〕内に示す）によって構成された．

　なお，構造図内の表示は，青色丸印は患者，黄色丸印は看護師，直線矢印は接近，曲線矢印は回避，赤色星印は援助ニード，黄色丸印からの矢印は看護の機能，緑色丸印は共有，楕円は絆，を表した．

 【患者看護師双方が知り合い，向き合おうとしている】
〔看護師が，患者がいる場所に近づく〕
〔看護師が，患者の視界に入る〕

 【患者看護師が向き合っている】
〔患者と看護師が，顔を合わせる〕
〔患者と看護師が，眼を合わせる〕

 【患者看護師が向き合っていない】
〔患者が下を見て，看護師が患者を見つめる〕
〔患者が自分の身体を確かめるように触り，看護師が患者を見つめる〕
〔患者が看護師を見つめ，看護師が離れる〕
〔看護師が患者を見つめ，患者が自分を見つめる〕

 【患者看護師双方が患者の援助ニードに関心を向ける】
〔患者が看護師を見つめ，看護師が患者の身体に触れる〕
〔患者が立ち上がり，看護師が患者に近づき，患者が歩く〕
〔患者が一歩一歩進み，看護師が患者とともに進む〕

 【看護師が患者の援助ニードにアプローチし，患者が応じない】
〔看護師が患者に近づき，患者が動かない〕
〔看護師が患者に動きを示し，患者がその動きをしない〕

 【看護師が患者の援助ニードにアプローチし，患者が応じる】
〔看護師が患者に動きを示し，患者がその動きに身を任せる〕
〔看護師の動きに，患者が呼応する〕
〔看護師が患者に動きや言葉を誘い，患者が応じる〕

【患者看護師それぞれが前進する】
〔患者が前に進み，看護師が見届け離れる〕
〔患者と他者がつながり，看護師が離れる〕

# 第4章　考察

## I　脳卒中失語症患者と看護師とのあいだにある communion

### 1　communion に着目して脳卒中失語症患者への看護現象を記述すること

　communion は，脳卒中失語症患者を受け持つ臨床看護師らの実践そのものにおいて確認できた．回復期リハビリテーション病棟で実践されている脳卒中失語症患者への暗黙的な看護実践はこれまで記述されることはなく，看護記録や看護計画などにおける記述であっても，患者が発した言葉や動きの記述に留まっていた．本研究は，communion という概念を鍵として，脳卒中失語症患者と看護師のあいだにある「我と汝」の関係や間主観という現象を記述している．

　「我と汝」を著した Martin Buber（1979）は，「感情は愛の形而上学的，超心理学的事実につきまとうものであるが，しかし感情が愛をつくり出すのではない．しかも愛にともなう感情は非常に多くの種類を含む．悪霊にたいするイエスの感情は，弟子にたいする感情とはまったく違ったものである．しかし愛は一つである．感情は〈所有されるもの〉であり，愛は生ずるものである．感情は人間の中に宿るが，人間は愛の中に住む．これは比喩ではなく，現実である．愛は〈われ〉につきまとい，その結果，〈なんじ〉をただの内容や，対象にしてしまうようなものではない．愛は〈われとなんじ〉の〈間〉にある（p.23）」と述べており，自己と他者が持つ感情は別のものであり，同一のものとなるのではなく，双方の間主観に愛が生じることを論じている．おそらく患者看護師各々のそれぞれに留まっている感情に着目するのではなく，双方のあいだに生じている愛に着目することによって人間の生きている

現実を捉えられると言い換えられる．また Martin Buber（1979）は，「だがわたしは伝達交換（コムニチカン）から霊の交わり（コンムニオン）への本当の変様，それゆえ，対話的な言葉の血肉化となるような出来事によってのみ，ここでわたしが考えていることを示すことが出来るのである（p. 178）」と述べている．つまり，単なる伝達交換を超えた communion を「対話的な言葉の血肉化」と表し，それこそが生じている愛という現実を説明しうる手立てであることを示唆している．愛とはまさしく，communion の特徴（Kari Marie Thorkildsen, 2013）である．

　患者と看護師との双方の主観が身体をとおして交わされ共有されているありようについて Jean Watson（1988）は「トランスパーソナルなケアという関係」と表しており，ケアにおける形而上学的な役割として論じていた．本研究は，言葉を介さないゆえに見えにくく，残されにくかった脳卒中失語症患者と看護師とのあいだにある現象を，形而上学的な説明のままにしなかった．言葉を超えたもので哲学的でわかりにくいとされやすかった communion を形而下学的な形として記述した．この記述を可能にしたことのひとつとして，間主観的立場をとる研究者の視点があった．本研究は，communion に着目して脳卒中失語症患者への看護現象を記述したことに特徴がある．

## 2　日本の日常的な看護現象について communion を用いて記述すること

　脳卒中失語症患者と看護師とのありようを観察し，communion に着目し看護の視点をもって分析することによって，脳卒中失語症患者と看護師とのあいだにある現象に暗黙的に内在する看護を位置づけることを可能にした．communion について，理論的な相では北欧諸国の研究者らが苦悩を緩和する刹那的なものとして表されている一方で，フィールドワークの相では患者が「食べる」「排泄する」「歩く」「着替える」などの日常的な看護実践において確認することができた．北欧諸国の看護学研究者らのなかには，communion は時間を要し，日常ケアでは困難とする研究者もおり（Marianne Frilund, 2014），看護師以外の宗教家や心理学者などの職種によって実践されてもいた．

　Caritative Caring 理論（Martha Raile Alligood, 2006）を開発した Katie Eriksson は，caring communion を聖性や霊的なものとして扱っている．そもそも communion にはキリスト教文化的伝統がある．キリスト教には聖体拝領 Holy Communion という儀式があり，キリスト者が聖餐式の中で聖別されたパンとぶどう酒を共に食することである．原語は「交わり」を意味し，キリストの名において集い食事を共にすることを通して象徴される．キリストの命の糧に生かされた共同体の形成を言う（大貫ら，2002，p.654）．キリストの命と模したパンやブドウ酒を分け合い，共有することによって共同体の形成やその一致を導いていくものである．

　Jean Watson（1988）は，不健康を「内面の魂がトラブルを起こすこと（p.68）」と表している．「発達上の葛藤や，心の悩み，罪悪感，自分を責め苛むこと，絶望，対象喪失，悲しむということ（p.68）」から，不健康となり，やがて疾患に至るとしている．脳卒中失語症患者もやがて魂にトラブルを起こしやすい状況にあり，誰かとの共有の術を必要とする．しかし本研究における脳卒中失語症患者の受け持ち看護師には，脳卒中失語症患者と関係を築くことや苦悩を共有することにとどまらず，患者が回復し成長することを期待されていた．看護師は患者との一致や共有の継続ではなく，患者が自己と向きあい成長できる距離も必要とされており，communion のパタンには共有がないパタンがあった．共有があるパタンであってもそれが継続するのではなく，共有がないパタンと展開されていた．ただし，Katie Eriksson が述べているような「時間や場所において直面すること」「絶対的継続的なプレゼンス」「強烈さや生命力，暖かさ，親密性，休息，尊重，誠実さ，忍耐力」（Martha Raile Alligood, 2006, pp.171-201）などの caring communion の特徴が基盤としてあった．本研究の研究参加看護師らの看護実践は，患者－看護師

関係の基盤づくりに留まるのではなく，そこに変化をもたらそうとするものであり，損傷した患者を前にして危険を孕むものであったとも考えられる．それゆえにか，受け持ち看護師らは，患者の表情や動きの変化を捉えて，患者の援助ニードを知ろうとし，応答性を働かせていた．

　受け持ち看護師は患者に歩行を提案するとき，患者の表情や動きを見つめて，『こういうことか』『それともああいうことなのか』と患者を尊重しようとしていた．そして，患者が歩行に取り組む前，患者は看護師に応じず，看護師は患者自身が動き出すまで物理的に距離を置き，それから，看護師が患者に近づき患者看護師が一緒に歩き出していた．

　看護師は自らの指針に則って計画的に実践することを優先するというよりも，その瞬間瞬間，患者の身体に応答しつつ，慎重に進めていた．Patricia Benner（1984）は自身の看護論のなかで「巻き込まれることによって，ナースたちは，自ら患者に対応するための資源をさらに十分に引き出すことができ，かつ資源は，その患者，その家族，その状況に応じて提供されている（p.117）」と説いている．「距離をおくというテクニックは，その状況における苦痛からナースを少しは守ってくれる（p.117）」が，「"距離を置いた"観察者は，患者の微妙な変化に気づきにくい．だからこそ，熟練した仕事には，あるレベルの傾倒と巻き込まれが必要なのである（p.117）」としている．そして「ケアリング，すなわち巻き込まれるといった構えは，創造的ですぐれた問題解決の必要条件である（Patricia Benner, p.153）」と述べており，高度な看護実践は，状況依存的で存在論的態度が鍵となっていると考えられる．ただし，そこに知識や経験に基づいた分析や類推がなければ，患者の身体を的確に捉えることはできない．Margaret A. Newman（2008）が述べているように「相互作用の過程で強調されることは，パターンを認識することを通して理解すること／関心を注ぎ続けること（p.12）」であり，高度な看護実践能力を必要とする．

　受け持ち看護師は患者の沈黙したありようと表情を見て，瞬時に患者の変

化を察知し，これまでのパターンをもとに患者の身体が表しているものを理解している．受け持ち看護師の対応はピタリとあたる．Patricia Benner は「傾倒した構えによって，人々が解決策を探し出すことができたり，また直接的にそれを探していないときにも，解決策を認識することまでも可能な，手がかりに対する感受性が与えられる（p.153）」と述べており，受け持ち看護師の構えなしに，患者の援助ニードを感知することは困難だったと推測できる．

　Patricia Benner（1984）は「卓越性には，傾倒することと，巻き込まれることが必要とされるが，パワーもまた必要とする（p.147）」とし，「研究参加看護師らが自分たちのパワーを，患者を支配したり，強制したり，コントロールしたりするためにではなく，患者にパワーを与えるために使っていた．しかし，この文脈はきわめて文脈的なものである．患者が独力で，すぐに引き受けられないであろう困難な課題に手をつけるのを手ほどきし，促すとき，ナースはしばしば，彼らにパワーを与えるために強制に近いことを行う．パワーを与えることと，支配することとの違いは，ナース―患者関係と，その状況が理解されているときにのみ理解することができる．非文脈的なケアリングはいつも論争の的になる．それが限局され，特殊かつ個別的だからである（p.148）」と述べている．つまり文脈抜きで看護を捉えると，患者を管理するためか，パワーを与えるためか，両価的なままである．本研究の観察場面における解釈においても，患者―看護師関係をその状況とともに看護のプロセスにそって文脈的に理解することを必要とした．communion を成立不成立によって価値づけるのではなく，看護として意味があるのかどうか，患者の援助ニードを本質的に捉えることである．南ら（1987）は，「看護者はまず対象者とラポール（rapport）を図り，その関係にコミットメント（commitment 自己投入）する必要がある（p.66）」とし「ここで大切なのは，この関係では患者のニードを満たすために，看護者は患者にかかわるのだということを認識しておく必要がある（p.66）」ことを説いている．本研究では，

援助ニードについて，患者が捉えていること（Ernestine Wiedenbach, 1964）を前提とするのではなく，研究者が患者看護師関係にある看護のプロセスを本質的に理解し捉えたことを前提とした．研究者は，看護師の日常的な看護実践に居合わせ，それらを紐解き記述し解釈する過程において 7 種の communion のパタンを見出した．本研究は，日本の日常的な看護現象について communion を用いて記述することにより患者―看護師双方が暗黙的に応答する変容のプロセスにおける看護を提示したことに特徴がある．

### 3 高度な看護実践における型を communion から導くこと

本研究は，communion という概念を鍵として，脳卒中失語症患者と看護師との間主観的な現象について，双方に現れた身体パタンとともに示した．このことを可能にしたのは，脳卒中失語症患者と看護師それぞれを，エネルギーの場，開放系として捉えたことにある．Martha E. Rogers（1970）は，エネルギー論のなかで「人間の場は 1 つの統一体として，環境の全体と相互作用をもつ．人間の場と環境の中で起こっている変化には全体論的な性質があり，パターンとオルガニゼーションが人間の場にアイデンティティを与えるのである．また，パターンとオルガニゼーション自体が場の現象でもある（p.113）」「生物系にオルガニゼーションとパターン形成の存在をはっきり観察できる（p.77）」と述べており，脳卒中失語症患者と看護師双方の身体における現れが，双方のあいだにある communion のパタンと構造を抽出する手がかりとなりえたことを説明している．

本研究は，高度な看護実践における型を communion から導くことを行った．体育学の教育者であった Yves Gineste と Rosette Marescotti（2014）は，加齢によってさまざまな機能が低下していく高齢者が，最後の日まで尊厳をもって暮らしていけるよう，ケアを行う人々がケアの対象者に「あなたのことを，わたしは大切に思っています」というメッセージを常に発信し，その人の「人間らしさ」を尊重する状況をユマニチュードの状況（p.4）と定義

づけ，1995年に哲学としてのユマニチュードを誕生させた．この哲学に基づき，ケアの技法における4つの柱「見る」「話す」「触れる」「立位の援助」が紹介された．研究者は，ユマニチュードについて，ケアの担い手が理解し実践に活かしやすい形で示している点において成功していると感じつつ，これまでの自身の経験から，この哲学や技法を既知のものとして受けとめた．むしろ，臨床看護師のありようから実証的に抽出できることをその必要性とともに感じた．池川（1991）は，技術の本質を「存在の発露としての技術（p.74）」と表す．「人間が人間に適った発露の在り方へと呼び戻されるとき，現存在としての自己は，人間の根元的存在様式である他者の呼びかけに応答するものとして，自らを〈露わに発く〉仕立てに参加するのではないだろうか（p.77）」と述べ，技術の本質を「人間の創造性に求める一方で，真理につながる存在の発露（p.77）」としている．技術というもの，まさしくアートといわれるものは患者―看護師のありように認められるものであろう．本研究においても，患者―看護師関係の日常的な場面において「人を大事にすること」の形を確認できた．Yves Gineste と Rosette Marescotti（2014）は，「いずれも自律性を備えた人ばかりである．それがあるから，自分にとってよきこと，自分がしたいこと，自分が好きなことがわかり，好み，好き嫌いや願望をもち，自分に喜びを与え，悲しませ，自分を傷つけ，やる気を起こさせてくれるものを感じ取ることができるのである（p.173）」とし「環境が人に合わせて変わっていかないとき，環境は人を自らに適応させようと人を変容させる（p.173）」と，環境いかんによって患者の回復が左右されることを述べている．受け持ち看護師はその患者にとって自身の回復を左右させる重要な存在である．ユマニチュードは，人間と人間との間に絆を創ること，関係性の基盤づくりにおける形であると言える一方で，それはその関係を維持することに留まりかねないとも考えられる．患者―看護師関係における同一化の過剰である．森村は「〈私〉と〈あなた〉は本質的に異なった存在者である．したがって，私たちが互いに持つ感情もまた異なったものであり，

たとえ共感においてであっても，私たちの間に同一の感情が成立しているわけではない．しかし，ある特定の状況のなかでは〈私〉と〈あなた〉の間にある感情の垣根が取り払われて，互いの感情が浸透し合うような場合もある（2000, p.195）」と述べている．これは，Imogene M. King（1981）が言うところの「相互浸透行為」と同じであろう．相互浸透行為とは，価値あるいはいくつかの目標を達成するために，人間が外界と意志との交信を計る相互行為の過程である．それは目標指向的な人間の行動（p.100）であり，目標に向かうやりとりを意味する．患者―看護師がそれぞれ自己一致し，なおかつ愛というものがあれば，絆を維持することに留まらず，間主観に communion のパタン展開が生じると考えられる．Martin Buber（1979）が「愛現象ほど，対話的なものと独白的なものとが混じり合い，しかも双方が対立している領域はない（p.178）」と述べていることからも，共有があるパタンとないパタンとが混在することは当然のことなのだろうと考えられる．

　本研究において高度な看護実践における型を communion から導くことを行い，患者―看護師双方のあいだで共有があるパタンとないパタンとが織り交ぜられていることを型として確認した．患者看護師との数分のやりとりのうちに communion のパタンが展開しており，看護師が患者に応答し，また患者も看護師に応答し，双方において変化している証を型として示した．

## 4　communion にある看護のプロセスを明確化すること

　7種の communion のパタンのうち《看護師が患者の援助ニードにアプローチし，患者が応じない》は，身体パタンは〔看護師が患者に近づき，患者が動かない〕〔看護師が患者に動きを示し，患者がその動きをしない〕であった．このパタンは，共有がなく，援助ニードを捉えた看護師のアプローチがあり，分析過程で患者アウトカムが確認された．そこで研究疑問の「communion の不成立は看護であったかどうか」について考察する．看護師が患者に何か気がかりがあるのは察知できても，その内容を解くことは，言語療

法士も困難を要することとなっていた．そのようなとき，看護師は「感情を出してもらいたい」と患者にアプローチする．看護師が，患者の麻痺側に座り込み患者を見上げると，患者が看護師を見て目を伏せる．《看護師が患者の援助ニードにアプローチし，患者が応じない》パタンである．《患者看護師双方が患者の援助ニードに関心を向ける》こととなり，看護師は患者の麻痺する身体を見つめる．患者は，下を向いたり，自分の手を見たり，ため息をつき，《患者看護師が向き合っていない》パタンとなる．看護師が患者の麻痺する身体に触れ，触れられた患者はポツポツと表現し開いていき，《看護師が患者の援助ニードにアプローチし，患者が応じる》パタンとなる．Patrica Benner（1984）は，看護師への観察やインタビューの分析から抽出し，援助役割を8つの能力に分けており，そのなかに，「存在すること：患者とともにいる」「触れることを通して安楽をもたらし，コミュニケーションを図る」がある．ふさぎ込み黙り込んでいる患者に触れてさすること，緊急事態で挿管処置を受ける患者の手を握ることの事例をもとに「触れることを通して安楽をもたらし，コミュニケーションを図る」ことを挙げ，「ナースは抑うつ的で，引きこもっている患者に触れることで，安楽を与え意思を伝えようとすることが多い．なかには，このような人間的な温かみのある接触だけが安楽や意思の疎通を図る唯一の方法となる（p.45）」と述べている．communionにある看護のプロセスは，看護師が患者とともにいて，身体に触れることが鍵となっていた．そして《看護師が患者の援助ニードにアプローチし，患者が応じない》パタンや《患者看護師が向き合っていない》パタンなど，共有がない，不成立のパタンも，看護のプロセスにおけるひとつの局面であることが明らかとなった．

　言葉は，社会性を保つスキルである．しかし脳卒中失語症患者は，脳卒中発症に伴う喪失や努力の体験を，他者と共有する手立てを失っている．世界の内に生きて「ある」とはどういうことなのかを論じた哲学者 Emmanuel Lévinas（1999）は，「世界内に存在するとは，諸々の事物に結ばれてあるこ

と（p.74）」とし，「世界内の社会性とは，意思疎通（communication）ないし合一（communion）である（p.83）」と述べている．脳卒中失語症患者への看護のプロセスとともに communion を分析することにより，看護の機能と，自我発達の理論における患者アウトカムを確認することができた．それは，看護師が患者の自我発達という目標指向性をもって看護を展開している証となった．なかでも，看護師が患者とともにいることや触れることは，患者の社会性を豊かにする有効な手立てであると考えられた．

## II 本研究の意義と限界

### 1 本研究の看護実践における意義

　本研究結果は，患者－看護師双方のあいだにある間主観的なやりとりを「患者看護師の身体パタン」を捉えることにより型として提示できた点で，看護技術を共有する手立てとなりうる．「患者－看護師の身体パタン」という型を，看護のプロセスにそって明らかにしており，臨床看護師の脳卒中失語症患者への看護実践を共有することに留まらず，専門性の高い看護実践を身体技術として共有するツールとしての可能性を持つ．臨床では当然で大事なこととされてはいてもそのなかに組み込まれた意味を紐解くことがなされてこなかった現象を手がかりに，型を提示できたことは，臨床看護師らが自身の実践を俯瞰的に振り返り，実践における意味づけを他者と共有し議論できることに貢献しうる．この型は，脳卒中失語症患者の回復や社会性をより豊かにすることが患者看護師双方に期待されたとき，双方が変化をもたらなさいことにとどまらず，看護師が患者にとって重要な局面を創り出す根拠となり，患者のアウトカムを導く意義を持つものとなりうる．

### 2 本研究の看護学における意義

　本研究結果は，日本人の特徴としての暗黙的なやりとりや「あうん」の呼

吸などが身体化し,「行為しつつ実践する」といった高度な看護実践能力だったと考えられる.日本人対人援助関係の実践知の抽出・統合のための理論的分析枠組み（正木ら,2005）は,①相互作用を通した看護専門職の質的変化（援助の発展）,②対象の看護専門職との相互作用を通した質的変化（アウトカム）,③両者が作りあげていく相互作用の現象,で構成されている.本研究の特徴は,①②ではなく,③の現象を明らかにしたことにある.

　本研究は,看護援助や患者体験の構造とは異なり,二者関係を基軸とした身体の現れに着目した点に,その独創性を置いている.本研究結果は,その現象の構造を描いたことにより脳卒中失語症患者への看護実践における技術の本質に迫り,その技法を示すことにつながるといえよう.

　看護を学ぶということは,実践を学ぶことを抜きにして成り立たない.しかし,初学者にとっては臨床で経験すること全てが初めてであり,目の前にいる臨床看護師から何を観て学べば良いのか途方に暮れるだろうし,徒弟制度の否定的な側面も免れない.まして,脳卒中失語症患者と看護師とのあいだでなされている暗黙的なやりとりともなると,看護として理解することにかなりの困難を要する.初学者においては,脳卒中失語症患者との関係づくりに終始してしまい,そのやりとりに内在する看護を見出せないまま終わることもある.そのようなとき,本研究結果は,看護実践を意図的に観ることを助け,また自らが患者の回復を助ける関わりがどのようなものなのか,認識論的にだけではなく存在論的に現実のものとして知ることを助ける.また実際に,身体パタンを活用してみることで,看護の成功体験を生み,看護を体得していくことを可能にさせる.このことは,日本における看護学を継承していく一助になるのではないかと考える.

　本研究結果は,脳卒中失語症患者への専門性の高い看護実践を知るツールとして活用されることにより,高度な看護実践技術を型から身体化することを可能にさせ,暗黙的な看護実践について体得し言語化する能力の育成に貢献することが期待できる.

## 3 本研究の限界と課題

　本研究において，communion にある看護のプロセスを明確化するにあたり，研究者は，患者－看護師双方の身体における交流を観ることに重点を置き，研究参加看護師らにその都度考えなどを確認することは殆どなかった．研究者は，研究参加者らの無意識的な身体を真に捉えようとするがあまり，研究参加看護師らの認識論的な側面に着目しなかったため，本研究は研究者の臨床能力に限定された結果となり，研究参加看護師らの看護のプロセスを十分に反映できていない限界がある．

　本研究結果は，脳卒中失語症患者と看護師とのあいだにある communion を構造化することを目的とした．本研究の研究参加者は，脳卒中失語症患者－看護師5組であり，各組に相違点や特徴があった．今後，脳卒中失語症患者－看護師の参加組数を増やし，類似点や特徴を顕著に示し，構造を汎用性高く強固なものとしたい．また，脳卒中失語症患者に関わるチーム間の議論や看護教育の現場において，本研究結果が有用なツールとなりうるのか，実践で適用を検証することも課題である．

# 第5章　結論

　本研究の目的は，脳卒中失語症患者と看護師とのあいだにある communion の構造化である．脳卒中失語症患者と看護師とのあいだにある communion を，援助ニード，看護の機能，患者アウトカム，患者看護師における身体パタンについて分析した結果，構造は，7種の communion のパタン（【　】内に示す）と各パタン図（【　】左に示す），および患者看護師の身体パタン（〔　〕内に示す）によって構成され，それらが統合された構造図を以下に示す．

　なお，表示は，青色丸印は患者，黄色丸印は看護師，直線矢印は接近，曲線矢印は回避，赤色星印は援助ニード，黄色丸印からの矢印は看護の機能，緑色丸印は共有，楕円は絆，を表した．

【患者看護師双方が知り合い，向き合おうとしている】
　　〔看護師が，患者がいる場所に近づく〕
　　〔看護師が，患者の視界に入る〕

【患者看護師が向き合っている】
　　〔患者と看護師が，顔を合わせる〕
　　〔患者と看護師が，眼を合わせる〕

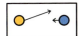
【患者看護師が向き合っていない】
　　〔患者が下を見て，看護師が患者を見つめる〕
　　〔患者が自分の身体を確かめるように触り，看護師が患者を見つめる〕
　　〔患者が看護師を見つめ，看護師が離れる〕
　　〔看護師が患者を見つめ，患者が自分を見つめる〕

【患者看護師双方が患者の援助ニードに関心を向ける】
〔患者が看護師を見つめ，看護師が患者の身体に触れる〕
〔患者が立ち上がり，看護師が患者に近づき，患者が歩く〕
〔患者が一歩一歩進み，看護師が患者とともに進む〕

【看護師が患者の援助ニードにアプローチし，患者が応じない】
〔看護師が患者に近づき，患者が動かない〕
〔看護師が患者に動きを示し，患者がその動きをしない〕

【看護師が患者の援助ニードにアプローチし，患者が応じる】
〔看護師が患者に動きを示し，患者がその動きに身を任せる〕
〔看護師の動きに，患者が呼応する〕
〔看護師が患者に動きや言葉を誘い，患者が応じる〕

【患者看護師それぞれが前進する】
〔患者が前に進み，看護師が見届け離れる〕
〔患者と他者がつながり，看護師が離れる〕

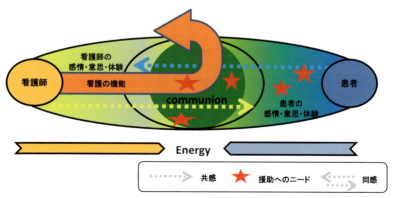

図　脳卒中失語症患者と看護師とのあいだにある communion の構造図

本研究は，言葉を介さないゆえに見えにくく残されにくかった脳卒中失語症患者と看護師とのあいだにある現象を，形而上学的な説明のままにしなかった．言葉を超えたもので哲学的でわかりにくいとされやすかった communion を形而下学的な形として記述した．この記述を可能にしたことのひとつとして，間主観的立場をとる研究者の視点があった．本研究は，communion に着目して脳卒中失語症患者への看護現象を記述したことに特徴がある．

本研究の研究参加看護師らの看護実践は，患者―看護師関係の基盤づくりに留まるのではなく，そこに変化をもたらそうとするものであり，損傷した患者を前にして危険を孕むものであったとも考えられた．それゆえか，受け持ち看護師らは，患者の表情や動きの変化を捉えて，患者の援助ニードを知ろうとし，応答性を働かせていた．本研究は，日本の日常的な看護現象について communion を用いて記述することにより患者看護師双方が暗黙的に応答する変容のプロセスにおける看護を提示したことに特徴がある．

本研究は，communion という概念を鍵として，脳卒中失語症患者と看護師との間主観的な現象について，双方に現れた身体パタンとともに示した．高度な看護実践における型を communion から導くことを行い，患者看護師双方のあいだで共有があるパタンとないパタンとが織り交ぜられていることを型として確認した．患者と看護師との数分のやりとりのうちに communion のパタンが展開しており，看護師が患者に応答し，また患者も看護師に応答し，双方において変化している証を型として示した．

看護のプロセスにある communion は，看護師が患者とともにいて，身体に触れることが鍵であることがわかった．そして《看護師が患者の援助ニードにアプローチし，患者が応じない》パタンや《患者看護師が向き合っていない》パタンなど，共有がない，不成立のパタンも，看護のプロセスにおけるひとつの局面であることが明らかとなった．脳卒中失語症患者への看護のプロセスとともに communion を分析する過程において，看護の機能と，自

我発達の理論における患者アウトカムを確認することができた．それは，看護師が患者の自我発達という目標指向性をもって看護を展開している証となった．なかでも，看護師が患者とともにいることや触れることは，患者の社会性を豊かにする有効な手立てであると考えられた．

　本研究結果は，患者－看護師双方のあいだにある間主観的なやりとりを「患者看護師の身体パタン」を捉えることにより型として提示できた点で，看護技術を共有する手立てとなりうる．この型は，脳卒中失語症患者の回復や社会性をより豊かにすることが患者看護師双方に期待されたとき，双方が変化をもたらさないことにとどまらせず，看護師が患者にとって重要な局面を創り出す根拠となり，患者のアウトカムを導く意義を持つものとなりうる．

　最後に，本研究結果は，脳卒中失語症患者への専門性の高い看護実践を知るツールとして活用されることにより，高度な看護実践技術を型から身体化することを可能にさせ，暗黙的な看護実践について体得し言語化する能力の育成に貢献することが期待できる．

# 引用文献

Afaf Ibrahim Meleis（2007）Theoretical Nursing: Development and Progress 4th ed., Lippincott Williams & Wilkins.

Alison L, Kitson, Clare Dow, Joseph D. Calabrese, Louise Locock, Åsa Muntlin Athlin（2012）Stroke survivors' experiences of the fundamentals of care: A qualitative analysis, *International Journal of Nursing Studies*, 392-403.

Anna Söderberg, Fredricka Gilje, Astrid Norberg（1999）Transforming Desolation into Consolation: the meaning of being in situations of ethical difficulty in intensive care, *Nursing Ethics*, 6 (5), 357-373.

Arthur Kleinman（1988）／江口重幸・五木田紳・上野豪志（1996）病いの語り，誠信書房．

Astrid Norberg, Monica Bergsten, Berit Lundman（2001）A model of consolation, *Nursing Ethics*, 8 (6), 544-553.

Berit Arnesveen Bronken, Marit Kirkevold, Randi Martinsen, Torgeir Bruun Wyller, Kari Kvigne（2012a）Psychosocial Well-Being in Persons with Aphasia Participating in a Nursing Intervention after Stroke, *Nursing Research and Practice*, 1-14.

Berit Arnesveen Bronken, Marit Kirkevold, Randi Martinsen, Kari Kvigne（2012b）The Aphasic Storyteller: Coconstructing Stories to Promote Psychosocial Well-Being After Stroke, *Qualitative Health Research*, 22 (10), 1303-1316.

Carl R. Rogers（1975）Empathic: An Unappreciated Way of Being. *The Counseling Psychologist*, 5 (2), 2-10.

Carol Picard（1997）Embodied soul: The focus for nursing praxis, *Journal of Holistic Nursing*, 15 (1), 41-53.

Diane Kunyk, Joanne K. Olson（2001）Clarification of conceptualizations of empathy, *Journal of Advanced Nursing*, 35 (3), 317-325.

Donna Schwartz-Barcott, Hesook Suzie Kim（1986）A hybrid model for concept development. Peggy L. Chinn, Nursing Research Methodology: Issues and Implementation, Aspen, 91-101.

Emmanuel Lévinas（1990）／合田正人（1999）存在の彼方へ，講談社．

Erik H. Erikson, Joan M. Erikson（1982）／村瀬孝雄・近藤邦夫（2001）ライフサイクル，その完結 増補版，みすず書房．
Ernestine Wiedenbach（1964）／外口玉子・池田明子（1969）臨床看護の本質―患者援助の技術，現代社．
Gabriel Marcel（1951）／峰島旭雄（1963）存在の神秘 序説，理想社．
Gertrud Schwing（1954）／小川信男・船渡川佐知子（1966）精神病者の魂への道，みすず書房．
Hildegard E. Peplau（1952）／稲田八重子・小林冨美栄・武山満智子・都留伸子・外間邦江（1973）ペプロウ人間関係の看護論，医学書院．
Imogene M. King（1981）／杉森みど里（1985）キング看護理論，医学書院．
Janice M. Morse, Gwen Anderson, Joan L. Bottorff, Olive Yonge, Beverley O'Brien, Shirley M. Solberg, Kathleen Hunter Mcllveen（1992）Exploring empathy: a conceptual fit for nursing practice?, *Journal of Nursing Scholarship*, 24（4），273-280．
Jean Watson（1988）／稲岡文昭・稲岡光子（1992）ワトソン看護論―人間科学とヒューマンケア，医学書院．
Joyce Travelbee（1971）／長谷川浩・藤枝知子（1974）トラベルビー人間対人間の看護，医学書院．
Kari Kvigne, Marit Kirkevold（2003）Living with Bodily Strangeness: Women's Experiences of their Changing and Unpredictable Body Following a Stroke, *Qualitative Health Research*, 13（9），1291-1310．
Kari Marie Thorkildsen, Katie Eriksson, Maj-Britt Råholm（2013）The substance of love when encountering suffering: an interpretative research synthesis with an abductive approach, *Scandinavian Journal of Caring Sciences*, 27（2），449-459．
Karin Sundin, Astrid Norberg, Lilian Jansson（2001）The Meaning of Skilled Care Providers' Relationships with Stroke and Aphasia Patients, *Qualitative Health Research*, 11（3），308-321．
Karin Sundin, Lilian Jansson,（2003）'Understanding and being understood' as a creative caring phenomenon―in care of patients with stroke and aphasia, *Journal of Clinical Nursing*, 12（1），107-116．
Linda L. R. Rykkje, Katie Eriksson, Maj-Britt Raholm（2012）Spirituality and caring in old age and the significance of religion―a hermeneutical study from Norway, *Scandinavian Journal of Caring Sciences*, 27（2），275-284．

Marco Iacoboni（2008）／塩原通緒（2011）ミラーニューロンの発見—「物まね細胞」が明かす驚きの脳科学，早川書房．

Margaret A. Newman（1994）／手島恵（1995）マーガレット・ニューマン看護論—拡張する意識としての健康，医学書院．

Margaret A. Newman（2008）／遠藤惠美子（2009）変容を生みだすナースの寄り添い—看護が創りだすちがい，医学書院．

Marianne Frilund, Katie Eriksson, Lisbeth Fagerström（2014）The caregivers' possibilities of providing ethically good care for older people—a study on caregivers' ethical approach, *Scandinavian Journal of Caring Sciences*, 28（2），245-254．

Marit Kirkevold, Berit A. Bronken, Randi Martinsen, Kari Kvigne（2012）Promoting psychosocial well-being following a stroke: Developing a theoretically and empirically sound complex intervention, *International Journal of Nursing Studies*, 49（4），386-397．

Martha E. Rogers（1970）／樋口康子・中西睦子（1979）ロジャーズ看護論，医学書院．

Martha Raile Alligood（2018）Nursing Theorists and Their Work（9th ed.），Elsevier．

Martin Buber（1923）／植田重雄（1979）我と汝・対話，岩波書店．

Maurice Merleau-Ponty（1945）／竹内芳郎・小木貞孝（1967）知覚の現象学1，みすず書房．

Milton Mayeroff（1971）／田村真・向野宣之（1987）ケアの本質—生きることの意味，ゆみる出版．

Nancy D. Doolittle（1992）The experience of recovery following lacunar stroke, *Rehabilitation Nursing*, 17（3），122-125．

Patricia Benner（1984）／井部俊子・井村真澄・上泉和子（1992）ベナー看護論—達人ナースの卓越性とパワー，医学書院．

Daniel N. Stern（1985）／小此木啓吾・丸田俊彦（1989）乳児の対人世界 理論編，岩崎学術出版社．

Sandra P. Thomas, Howard R. Pollio（2002）／川原由佳里（2006）患者の声を聞く—現象学的アプローチによる看護の研究と実践，エルゼビア・ジャパン．

Yves Gineste, Rosette Marescotti（1995）／本田美和子・辻谷真一郎（2014）Humanitude—「老いと介護の画期的な書」，トライアリスト東京．

阿保順子・北村育子・伊藤祐紀子（2006）看護学における身体論の位置，北海道医療大学看護福祉学部学会誌，2（1），11-17．

池川清子（1991）看護—生きられる世界の実践知，ゆみる出版．

伊藤正男・井村裕夫・高久史麿編（2003）医学書院医学大辞典，医学書院．
内薗耕二・小坂樹徳監修（2002）看護学大辞典 第5版，メヂカルフレンド社．
大貫隆・名取四郎・宮本久雄・百瀬文晃編（2002）岩波キリスト教辞典，岩波書店．
大山秀樹（2005）慢性期失語症に対するピラセタムの投与実験，高次脳機能研究，25 (4)，297-305．
鯨岡峻（2005）エピソード記述入門―実践と質的研究のために，東京大学出版会．
小代聖香（1989）看護婦の認知する共感の構造と過程，日本看護科学会誌，9（2），1-13．
酒井郁子編（2005）超リハ学，文光堂．
周宇・湯浅美千代・野口美和子（2002）脳卒中患者への看護援助―自我発達を促進する視点から，*Quality Nursing*, 8（3），229-235．
新村出編（2008）広辞苑第6版，岩波書店．
杉下守弘（2003）失語症の診かたと失語症の分類，*Medical Rehabilitation*, 30, 1-12．
鈴木大拙（1972）日本的霊性，岩波書店．
瀬名秀明（2009）"境界知"を見つめ続ける看護：「違和感と異和感」，「共感と感情移入」，インターナショナルナーシング・レビュー，32（4），37-40．
武井麻子（2001）感情と看護―人とのかかわりを職業とすることの意味，医学書院．
竹田青嗣（1989）現象学入門，NHK出版．
田中春美編（1988）現代言語学辞典，成美堂．
西村ユミ（2001）語りかける身体―介護ケアの現象学，ゆみる出版．
日本高次脳機能障害学会社会保険委員会失語症アウトカム検討小委員会・種村純・小嶋知幸・佐野洋子・立石雅子・三村將（2012）失語症言語治療に関する後方視的研究―標準失語症検査得点の改善とその要因，高次脳機能研究，32（3），497-513．
広瀬寛子（2013）ケアと感情，現代思想，41（11），66-88．
福田和美・井上範江・分島るり子（2010）乳がん患者が認知した看護師の共感的な関わりと共感の関わりから生じた患者の変化，日本看護科学会誌，30（4），46-55．
正木治恵・清水安子・田所良之・谷本真理子・斉藤しのぶ・菅谷綾子・榎元美紀代・黒田久美子（2005）「日本型対人援助関係の実践知の抽出・統合」のための理論的分析枠組みの構築，千葉看護学会会誌，11（1），55-62．
松村明編（2012）大辞泉第二版，小学館．
南裕子・稲岡文昭監修，粕田孝行編（1987）セルフケア概念と看護実践―Dr. P. R. Underwoodの視点から―，へるす出版．
望月由紀（2007）日本の看護研究における共感概念についての検討，千葉大学看護学

部紀要，29，1-8.
森村修（2000）ケアの倫理，大修館書店.
山下裕紀（2006）脳卒中失語症患者とケア提供者とのあいだの交感のありよう，神戸市看護大学大学院看護学研究科修士論文.
山本勇夫（2013）脳血管障害とは，臨床看護，39（5），661-667.
和辻哲郎（2007）人間の学としての倫理学，岩波書店.

## 謝　　辞

　本研究にご参加頂きました患者様とご家族様に，心より感謝申し上げます．また本研究にご参加頂きました看護師の方々はじめ協力施設の皆様のご理解とご協力に，厚く御礼申し上げます．

　本研究を進めるにあたり，ご指導頂きました正木治恵先生（千葉大学大学院看護学研究科教授）に，敬意とともに心より感謝申し上げます．貴重なご意見を頂きました荒木暁子先生（前千葉県千葉リハビリテーションセンター看護局長，現日本看護協会常任理事），酒井郁子先生（千葉大学大学院看護学研究科教授），黒田久美子先生（千葉大学大学院看護学研究科准教授）に心より感謝申し上げます．

　大学院の所属分野（前老人看護学教育研究分野，現高齢社会実践看護学教育研究分野）でご支援頂きました石橋みゆき先生（千葉大学大学院看護学研究科准教授）に，心より感謝申し上げます．お世話頂きました諸先生方，博士課程の皆様，諸先輩方にも，御礼申し上げます．

　なお，本書は独立行政法人日本学術振興会平成29年度科学研究費助成事業（科学研究費補助金）（研究成果公開促進費）（JP17HP5256）の交付を受け刊行するものです．

　本書出版にあたり，ご助言とご支援を頂きました風間書房の風間敬子社長に，心から感謝申し上げます．ありがとうございました．

　最後に，本日に至るまでに頂戴しましたご縁に深く感謝し，本研究の発展を誓います．

　　2018年1月

　　　　　　　　　　　　　　　　　　　　　　　　　　　　山　下　裕　紀

### 著者略歴

山下　裕紀（やました　ゆき）

学歴
1992年　大阪府立寝屋川高等学校卒業
1995年　神戸大学医療技術短期大学部看護学科（現医学部保健学科）卒業
2000年　神戸市看護大学（編入学）卒業
2008年　神戸市看護大学大学院看護学研究科博士前期課程慢性看護学専攻
　　　　修了　修士（看護学）
2016年　千葉大学大学院看護学研究科博士後期課程老人看護学専攻修了
　　　　博士（看護学）

職歴
　神戸大学医学部附属病院看護師，神戸市看護大学助手，兵庫大学健康科学部看護学科講師，神戸在宅ケア研究所神戸リハビリテーション病院看護師，関西国際大学保健医療学部看護学科准教授を経て，現在，千葉大学大学院看護学研究科特任准教授．

---

看護における communion の構造化

2018年1月30日　初版第1刷発行

著　者　　山　下　裕　紀
発行者　　風　間　敬　子
発行所　　株式会社　風　間　書　房
〒101-0051　東京都千代田区神田神保町 1-34
電話 03(3291)5729　FAX 03(3291)5757
振替 00110-5-1853

印刷　太平印刷社　　製本　井上製本所

©2018　Yamashita Yuki　　　　　NDC 分類：492.9
ISBN978-4-7599-2210-3　　Printed in Japan
JCOPY〈(社)出版者著作権管理機構　委託出版物〉

本書の無断複製は，著作権法上での例外を除き禁じられています．複製される場合はそのつど事前に(社)出版者著作権管理機構（電話 03-3513-6969，FAX 03-3513-6979，e-mail: info@jcopy.or.jp）の許諾を得てください．